Friedrich Fülleborn

Über eine medizinische Studienreise
nach
Panama, Westindien und den Vereinigten Staaten

SEVERUS

Fülleborn, Friedrich: Über eine medizinische Studienreise
nach Panama, Westindien und den Vereinigten Staaten
Hamburg, SEVERUS Verlag 2013.
Nachdruck der Originalausgabe, Leipzig 1913.

ISBN: 978-3-86347-576-5
Druck: SEVERUS Verlag, Hamburg, 2013

Bibliografische Information der Deutschen Nationalbibliothek:
Die Deutsche Nationalbibliothek verzeichnet diese Publikation in der
Deutschen Nationalbibliografie; detaillierte bibliografische Daten sind
im Internet über http://dnb.d-nb.de abrufbar.

Im Sommer 1912 erhielt ich vom Institut für Schiffs- und Tropenkrankheiten den Auftrag, die Assanierungsarbeiten am Panamakanal zu studieren, soweit als tunlich die benachbarten westindischen Inseln zu besuchen und dann als einer der deutschen Delegierten an dem Internationalen Kongreß für Hygiene und Demographie in Washington teilzunehmen; die Reisekosten waren vom Hamburger Staate bewilligt worden.

Am 31. Juli 1912 verließ ich Hamburg und schiffte mich von Southampton aus mit einem Dampfer der „Royal Mail" zunächst nach Barbados ein; am 12. August langte ich daselbst an.

Die Rücksprache mit einem der dortigen Ärzte, an den ich Empfehlungen von Sir Francis Lovell, Dr. Low und Dr. Leiper mitbrachte, bestätigte mich in meiner Annahme, daß auf der ja als „gesund" bekannten Insel nicht viel tropenmedizinisch Interessantes zu studieren sein würde, und da mich bei den schlechten Kommunikationsverhältnissen ein Aufenthalt auf Barbados vierzehn Tage kosten konnte, so fuhr ich mit demselben Dampfer sogleich nach Trinidad weiter. Ich hatte die Absicht gehabt, auf Trinidad, wenn irgend möglich, ein bis zwei Wochen zu verbleiben, denn dort konnte ich damit rechnen, ein reichhaltiges Material zu finden. Aber das Auftreten einiger frischer Pestfälle in Trinidad hatte die Erneuerung der Quarantäne gegen diese Insel zur Folge: Die nach Colon gehenden Dampfer nehmen unter solchen Umständen in Trinidad überhaupt keine Passagiere an Bord, und so riskierte ich im Falle einer Landung auf Trinidad, daß es mir nicht möglich sein würde, in absehbarer Zeit von dort wieder fortzukommen. Da Trinidad der Knotenpunkt für den „interkolonialen" Dampferverkehr der Umgegend ist, verbot sich auch ein Besuch der kleinen Antillen, und so mußte ich mich zu meinem lebhaftesten Bedauern zur direkten Weiterfahrt nach Colon entschließen.

Am 19. August langten wir in Colon an; in den kurz berührten Plätzen, Porto Colombia und Cartagena, hatten wir ebenfalls nicht an Land gehen dürfen, da alle aus diesen Orten kommenden Passagiere in Colon in Quarantäne genommen werden; wie man mir sagte, ganz prinzipiell, gleichgültig, ob quarantänepflichtige Seuchen daselbst zur Zeit offiziell zugestanden sind oder nicht.

Für das, was ich während meiner bisherigen Reise nicht gesehen hatte, sollte ich aber reichlich am Panamakanal entschädigt werden. Da das Hauptquartier der Amerikaner sich in Ancon, einer malerisch auf einem Hügel gelegenen Vorstadt von Panama befindet, so begab ich mich von Colon aus, den Isthmus in ein paar Stunden mit der neuen Bahn durchquerend, sofort dorthin.

Der Isthmus von Panama.

Von Colonel Gorgas, dem die Leitung des gesamten Sanitätswesens am Kanal untersteht, wurde ich auf das liebenswürdigste aufgenommen, und er sorgte dafür, daß ich während der zehn Tage meines Aufenthaltes Gelegenheit fand, mich bis in die Einzelheiten durch eigenen Augenschein über alles mich Interessierende zu informieren. Die Assanierungsarbeiten, auf die ich das Hauptaugenmerk richtete, lernte ich durch Herrn Le Prince, den „Chief Sanitary Inspector" (dem als Ingenieur die Ausführung der Entwässerungsarbeiten usw. obliegt), und besonders durch seinen Assistenten, Herrn Dr. Orenstein[1]), kennen; letzterer, ein speziell mit allen Fragen der Mückenbekämpfung wohlvertrauter Mediziner, führte mich an einer Reihe von Tagen überall im Gelände umher, und seiner Freundlichkeit habe ich es zu verdanken, daß ich in kurzer Zeit recht viel lernte.

Ebenso bin ich auch dem bekannten Forscher Dr. Darling, dem Vorstande der wissenschaftlichen Laboratorien des Ancon-Hospitals, sehr verpflichtet. In klinischer Beziehung wurde ich von Herrn Dr. Deeks, dem Leiter der medizinischen Abteilung des Ancon-Hospitales, und einem seiner Assistenten, Dr. James, bereitwilligst informiert. Wertvolle Auskünfte über die gegenwärtigen Verhältnisse in Panamà verdanke ich auch dem dortigen langjährigen Konsul, Herrn Köhpcke, und Herrn Dr. phil. Lutz, einem Landsmann, der als Lehrer der Naturwissenschaften von der panamenischen Regierung berufen, an den dortigen Schulen wirkt.

[1]) Dr. Orenstein, der jüngst als Kais. Regierungsarzt in den deutschen Kolonialdienst getreten ist, hatte auch die Freundlichkeit, diesen Bericht nach den neuesten Daten zu ergänzen.

Das Klima und Gelände; der Stand des Kanalbaues und die „Kanal-Zone".

(Hierzu Skizze nach einem Reliefmodell des Panamakanals auf S. 8.)

Zwischen dem achten und neunten Grad nördlicher Breite gelegen, fällt das Gebiet des Panamakanals in die Tropenzone. An der atlantischen Seite, in Colon, das mit einer jährlichen Regenhöhe von zirka drei Metern zu den niederschlagreichsten Gegenden der Erde gehört, herrscht das ganze Jahr hindurch eine gleichmäßige, schwüle Hitze (Mitteltemperaturen des kältesten und wärmsten Monats 25,8 und 26,6°). Die pazifische Seite ist dagegen erheblich regenärmer, hat auch im Gegensatz zur atlantischen eine längere Trockenzeit (von Januar bis Mai), und die Stadt Panama ist daher ein relativ kühler Platz, zumal in den trockenen Wintermonaten.

Der von dem Kanal durchquerte Abschnitt des Isthmus ist ein stark hügeliges, jungvulkanisches Gebiet, dessen mit üppiger Waldvegetation bedeckte Kuppen sich bis zu einer Meereshöhe von ca. 300 m Höhe erheben; die Küstenstriche sind streckenweise flach und sumpfig, besonders bei Colon.

In der Luftlinie beträgt die Entfernung zwischen Colon und dem südöstlich davon gelegenen Panama — der Isthmus verläuft ja in Ost-West-Richtung — etwa 60 km, die Länge des Kanals von Tiefwasser bis Tiefwasser selbst ist 80 km. Etwa die Hälfte der künstlichen Wasserstraße wird durch den mittels einer gewaltigen Talsperre zum Gatun-See aufgestauten Chagres-Fluß gebildet werden (vgl. Taf. 2); das Niveau des Stausees, der, wenn er programmmäßig gefüllt sein wird, ein Waldgebiet von etwa der doppelten Größe des Lago maggiore, d. h. ca. 420 Quadratkilometer, unter Wasser setzt, wird ca. 28 m über dem Spiegel des Atlantischen Ozeans liegen. Drei Schleusen haben bei Gatun die von Colon her einlaufenden Schiffe sukzessive auf das Niveau des Sees zu heben; an diesen schließt sich weiterhin der „Culebra-Cut" (vgl. Taf. 1 a), der Abschnitt, in welchem die Wasserstraße als tief in den felsigen Untergrund gesprengte Rinne die hier etwa 100 m hohe Wasserscheide zwischen den Ozeanen durchbricht. Am Südende des Culebra-Cut führen die Schleusen von Pedro Miguel (vgl. Taf. 1 b) und Miraflores — letztere durch einen relativ kleinen Stausee gespeist — zu dem Niveau des Stillen Ozeans hinab. Die kurze, bis zum Ende des Kanals bei Balboa folgende Strecke ist (ebenso wie die Nachbarschaft von Colon) im Flutbereich des Ozeans gelegenes Sumpfland, das man längs des Kanals durch Aufschüttung

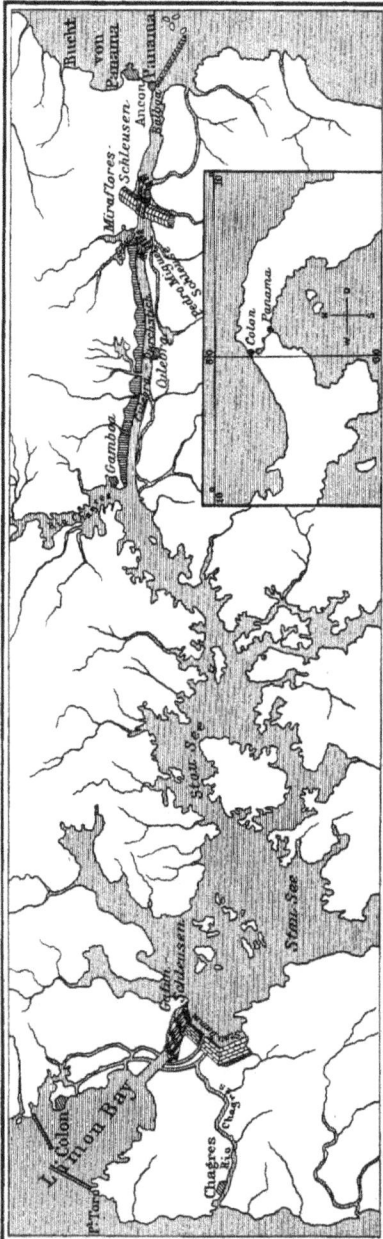

und „hydraulische Auffüllungen" trocken zu legen bestrebt ist.

Die Schleusen sind zurzeit fast fertiggestellt; der Culebraeinschnitt macht allerdings durch unvorhergesehene Erdrutsche Schwierigkeiten. Man ist jedoch überzeugt, daß der Kanal Ende 1913 fertig werden wird.

Von großer Wichtigkeit, auch in sanitärer Beziehung, ist es, daß die Regierung der Vereinigten Staaten in einem Streifen von je fünf englischen Meilen (8 km) Breite zu beiden Seiten des Kanals, der sogenannten „Kanalzone" (welche die dem Kanal parallel laufende neue Eisenbahn und zahlreiche Eingeborenenansiedlungen in sich schließt), nicht nur in der Verwaltung unumschränkte Herrin ist, sondern daß ihr der Grund und Boden auch größtenteils gehört. Auch die Plätze Christobal bei Colon und Ancon bei Panama, wo sich die Hauptquartiere der Nordamerikaner befinden, gehören zur „Kanalzone", nicht jedoch die Städte Colon und Panama selbst; jedoch haben die Vereinigten Staaten das Recht, auch hier die ihnen notwendig erscheinenden sanitären Maßregeln durchzuführen.

Die Arbeiterschaft (Zusammensetzung, Disziplin, Löhnung usw.).
Über die technische Seite des Kanalbaues kann ich als Laie natürlich nicht urteilen, unverkennbar aber ist die vortreffliche Organisation, welche bis in alle Kleinigkeiten zu verspüren ist. Die Disziplin ist stramm, fast militärisch. Dabei herrscht jedoch andererseits (wie ja auch in den Vereinigten Staaten selbst) ein durchaus kameradschaftlicher Ton zwischen Vorgesetzten und Untergebenen. In den trefflichen Regierungsrestaurants der Arbeitsstellen verzehrt der Ingenieur an demselben Tisch wie der gewöhnliche Lokomotivführer das gemeinsame Frühstück; alle scheinen auch mit gleichem Stolz und mit gleicher Hingabe an dem großen Werke zu arbeiten.

Das Gefühl sozialer Gleichberechtigung (das durch die relativ sehr hohen Löhne der einfachen Techniker im Verhältnis zu denen der „Kopfarbeiter" bestärkt wird) erstreckt sich jedoch nur auf die „Amerikaner" resp. diejenigen Ausländer, welche gleich ersteren als technische Arbeiter, Vorarbeiter usw. am Kanal tätig sind [1]). Man bezeichnet diese Gruppe von Angestellten am Kanal als „Gold employees", während man die mit Hacke und Spaten tätigen Spanier und Italiener zusammen mit den westindischen Negern — meist Barbados- und Jamaika-Leute — welche die Hauptmasse der Erdarbeiter ausmachen, den „Gold employees" als „Silver employees" entgegenstellt [2]).

Während sich die Disziplin bei den angestellten „Amerikanern" in gewissem Grade sogar auf deren Privatleben erstreckt — man nennt den sehr beliebten Chefingenieur Goethals einen Despoten, freilich einen „benevolent despot" — läßt man aus Opportunitätsgründen den Südeuropäern und Negern in ihrem Privatleben ausgedehnte Freiheit, selbst auf die Gefahr sanitärer Schädigungen hin. So baut man zwar vortreffliche mückensichere Arbeiterbaracken und kocht in großen Speiseanstalten für die Spanier, Italiener und Neger je nach ihrem speziellen Nationalgeschmack gute und billige Mahlzeiten; man zwingt aber andererseits niemanden, von diesen Wohltaten Gebrauch zu machen, sondern gestattet jedem die Führung einer absolut unhygienischen Lebensweise in schlechten Massen-

---

[1]) Die „Amerikaner" geben sich zu Erdarbeiten nicht her, da sie trotz der hohen Löhne, die dafür am Kanal gezahlt werden, zu Hause relativ mehr verdienen können.

[2]) Auch die Rapporte unterscheiden zwischen Angestellten, die in Währung der Union (Gold) und denen, die in der Währung von Panama (Silber) bezahlt werden.

quartieren: und um ungebundener zu sein, zieht die Mehrzahl der
Arbeiter (vor allem die Neger) letztere trotz ihrer abnorm hohen
Mieten den gratis zur Verfügung gestellten Regierungsbaracken vor.
Ebenso wird auch niemand genötigt, das zur Malariaprophylaxe
gratis verteilte Chinin zu nehmen. Wäre es angängig, in
diesen Hinsichten auf die Arbeiter einen Zwang aus-
zuüben, so würden die hygienischen Resultate sicher
noch erheblich besser sein, als sie es trotz alledem bereits sind.

Der Arbeiterbestand betrug in den letzten Jahren ca. 50000,
inkl. der Arbeiter und Angestellten der gleichfalls den Vereinigten
Staaten gehörenden Panama Railroad Company[1]); davon waren ca.
12000 Weiße, etwa die Hälfte „Amerikaner".

Die Mehrzahl der farbigen Erdarbeiter erhält pro Stunde 13 Cent,
also auf den neunstündigen Arbeitstag berechnet 4,65 M.; die ca.
3700 westindischen Handwerker bekommen bis zum Doppelten und
mehr. Die meisten südeuropäischen Erdarbeiter werden mit 20 Cent
pro Stunde bezahlt (also ca. 7,20 M. pro Tag), der Rest erhält
16 Cent pro Stunde. Das Gehalt der „Gold employees" ist natürlich
sehr verschieden, mag aber für die Mehrzahl gegen 500—600 M.
monatlich betragen. Dabei ist zu bemerken, daß freie Regierungsquartiere — für die verheirateten „Amerikaner" eingerichtete Familien-
wohnungen — und billige Equipierung geboten wird, so daß sich die
Angestellten recht gut stehen.

Da die Arbeit, wie ja auch in der Union selbst, relativ kostspielig ist, sucht man weniger an Material als an ersterer zu sparen,
und wenn irgend angängig, werden Maschinen benutzt.

**Die Gesundheitsverhältnisse im allgemeinen und die Kosten der
Assanierung.**

Es war wahrlich keine leichte Aufgabe, für ein solches Arbeiter-
heer in einem ursprünglich so ungesunden Lande wie dem Isthmus
von Panama, befriedigende Gesundheitsverhältnisse und damit überhaupt erst die Möglichkeit rentabler Arbeit zu schaffen.

Wie mörderisch das „Klima" von Panama vor der Zeit der
amerikanischen Assanierung war, ist ja genügend bekannt. Hatte
doch der Bau der den Isthmus durchquerenden Bahn in den

---

[1]) Wenn im folgenden von „Angestellten" oder „Kanalangestellten" gesprochen
wird, so sind dabei die bei den Eisenbahnarbeiten beschäftigten Leute ebenfalls
mit einbegriffen.

Jahren 1850—1855 ungeheure Opfer gefordert. So wird berichtet, daß s. Z. von 1000 importierten westafrikanischen Negern nach sechs Monaten die Hälfte tot war, ja, von derselben Anzahl Chinesen nach ebensolanger Zeit alle dahingerafft waren. Auch 1881—1889, während der Hauptbautätigkeit der Franzosen am Panamakanal, war es trotz guter Hospitäler kaum besser, und nach den Schätzungen von Gorgas hätte die jährliche Sterblichkeit damals ca. 240 pro 1000 betragen. Besonders das gelbe Fieber wütete furchtbar unter den nicht immunen Neuankömmlingen, und man muß nur den Mut derjenigen bewundern, die wieder und immer wieder die Begrabenen zu ersetzen bereit waren. Unter solchen Bedingungen mußte der Kanalbau der Franzosen trotz aller aufgewandten Millionen scheitern.

Als die Regierung der Vereinigten Staaten sich 1904 entschloß, das große Werk wieder aufzunehmen, war man sich von Anfang an darüber klar, daß eine erfolgreiche Seuchenbekämpfung die Grundbedingung für eine gedeihliche Entwicklung der Arbeiten sei, und so begannen die Nordamerikaner vor dem Beginn der eigentlichen Kanalarbeiten damit, Assanierungen, und zwar gleich in großzügigstem Stile, durchzuführen. Man konnte sich von solchen jetzt ja auch ganz andere Erfolge versprechen als während der französischen Ära: inzwischen waren die großen Entdeckungen der Tropenmedizin erfolgt, durch welche wir bestimmte Mückenarten als Überträger von Malaria und Gelbfieber kennen lernten, und gerade diese beiden Seuchen waren es, welchen der Isthmus seinen übeln Ruf verdankte.

An die Spitze des gesamten Sanitätswesens am Panamakanal wurde Dr. Gorgas gestellt, der sich bereits bei der so rühmlichen Gelbfieber- und Malariabekämpfung in Havanna bewährt hatte.

Vor allem ging man daran, aus den verseuchten Eingangshäfen Colon und Panama, die im allerschlimmsten Zustande waren, gesunde Städte zu machen. Sie erhielten eine gute Trinkwasserversorgung und Kanalisation, die Straßen wurden gepflastert, Gelbfieber und Malaria wurden systematisch bekämpft.

Wie es früher und jetzt in Panama aussieht, zeigen die beigefügten Abbildungen (Taf. 3). Die Kosten für Wasser, Kanalisation und Pflasterung haben die Städte durch Abgaben für das gelieferte Wasser allmählich abzuzahlen.

Ähnlich wie in Colon und Panama wurde natürlich auch in den zahlreichen Ortschaften und Arbeiterlagern der „Kanalzone" gegen Malaria, Gelbfieber und andere Infektionskrankheiten mit hygienischen Maßregeln vorgegangen, und der Erfolg blieb nicht aus: seit Mai 1906 ist das Panamakanalgebiet gelbfieberfrei und die Sterblichkeit der Gesamtbevölkerung, die 1905 49,94 pro 1000 betragen hatte, war, fast regelmäßig abfallend, 1912 auf 20,49, also auf weniger als die Hälfte gesunken.

Diese Zahlen beziehen sich auf alle Einwohner innerhalb der Kanalzone und den Städten Panama und Colon (1912 insgesamt 146500 Seelen inkl. ca. 51000 Kanalangestellter).

Noch erheblich günstiger als die Gesamtmortalität wurde die unter den Kanalangestellten beeinflußt. Sie betrug 1906, wo sie am höchsten war, 41,73 pro 1000, nahm dann sukzessive ab und ging in den letzten vier Jahren auf nur 11—9 pro 1000 zurück und das inklusive der fast ein Drittel der Mortalität verursachenden tödlichen Unfälle. (Krankheitsfälle kamen für das Jahr 1912 727 pro 1000 Angestellte vor.)

Erheblich bessere Mortalitätsverhältnisse als bei der Gesamtzahl der Kanalarbeiter ergeben sich aber wiederum für die unter besonders günstigen hygienischen Verhältnissen lebenden Angestellten aus den Vereinigten Staaten. Bei letzteren betrug die Sterblichkeit exklusive der tödlichen Unfälle im Jahre 1912 nur 3,25 pro 1000, und wenn man ihre ca. 4500 Familienangehörigen hinzurechnet, 4,22 pro 1000; werden auch die am Isthmus stationierten Truppen nebst ihren Familien in die Kalkulation einbezogen, so stellt sich die Mortalitätsziffer auf 3,86 pro 1000.

In den Städten Panama (ca. 47000 Einwohner) und Colon (ca. 25000 Einwohner) ist die Sterblichkeit dagegen viel höher und betrug 1912 29,33 resp. 24,44, während sie in der Kanalzone — deren Bevölkerung eben zu fast zwei Drittel aus der im kräftigsten Mannesalter stehenden Kanalarbeiterschaft besteht — nur 14,24 pro 1000 betrug[1].

Man ist sich übrigens nicht nur am Panamakanal, sondern auch in den Vereinigten Staaten voll bewußt, daß es ohne die moderne Tropenmedizin den Amerikanern kaum besser als den Franzosen ergangen wäre, deren Leistungen man auch keineswegs herabsetzt. Diese Überzeugung erhielt gelegentlich der Eröffnung des Internationalen Kongresses für Hygiene und Demographie zu Washington durch Präsident Taft einen beredten Ausdruck: das Hauptthema seiner Ansprache bildete Panama und die Tropenmedizin.

Von einigen Seiten wurde behauptet, daß die sanitären Erfolge am Panamakanal mit ganz unverhältnismäßig großen Geldopfern erkauft seien; dies wird aber von Gorgas zurückgewiesen, indem nach seinen Kalkulationen die für Sanierung („sanitation") aufgewandten Gelder mit jährlich 365000 Dollar weniger als 1% der Gesamtkosten des Kanals und pro Tag und Kopf der zu schützenden Ge-

---

[1] Will man die Mortalitätszahlen am Panamakanal mit denen anderer, z. B. nordamerikanischer Städte vergleichen, so darf man korrekterweise nur die für Panama und Colon ermittelten Zahlen in Betracht ziehen.

samtbevölkerung von etwa 150000 Seelen nur ca. 1 Cent betrügen:
in der Tat ein verschwindend geringer Bruchteil der Gesamtkosten in
Anbetracht des dadurch Erreichten.

Nach dem „Official Handbook of the Panama Canal" (1913) betrugen die
bisherigen Ausgaben für das

„Departement of Sanitation" (inkl. ca. 2 Millionen Dollar für Wasser, Kanalisation und Pflasterung von Panama und Colon)	15 319 682.—
„Zone water works and Sewers"	5 140 506.—
in Summa also seit 1904	20 460 188.—

Dem gegenüber stehen exklusive der Befestigungsanlagen ca. 270 Millionen
Gesamtkosten. Diese Zahlen lassen sich aber nicht mit der obigen Berechnung
von Gorgas ohne weiteres vergleichen, wie dieser in einer seiner Publikationen[1]
ausführt. So ist zu berücksichtigen, daß in jenen 20 Millionen die großen ein-
maligen Ausgaben für die Anlage von Kanalisation, Wasserwerke usw. einbegriffen
sind und daß bei solchen Kalkulationen überhaupt viele für den Fernerstehenden
gar nicht zu überblickende Punkte berücksichtigt werden müssen.

Bei der von Gorgas angegebenen Jahressumme von durchschnittlich
365 000 $ für „sanitation" ist die Wasserversorgung und Kanalisation überhaupt
gar nicht mitgerechnet, ebenso nicht die moskitosichere Eindrahtung der Häuser
und natürlich auch nicht die Kosten für ärztliche Behandlung, die allein das
Zwei- bis Dreifache jener Summe kostet. Nach einer Notiz von Gorgas würden
von jenen 365 000 $ schätzungsweise über die Hälfte auf die Mückenbekämpfung
(Entwässerung und Petrolisierung) entfallen; die überaus kostspieligen Trockenlegungen durch Aufschüttungen und hydraulische Auffüllungen (vgl. S. 8), die
teilweise ebenfalls der Mückenbekämpfung dienen, sind jedoch bei dieser Kosten-
aufstellung nicht berücksichtigt. Genauer spezialisierte Kostenberechnungen, und
zwar mit Trennung von Materialkosten und Arbeitslöhnen, würden für die zahlreichen Interessenten von hohem Wert sein: das Material ist nämlich wegen der
guten Verbindungen auf dem Isthmus relativ billig zu beschaffen, während die
Arbeitslöhne sich, wie erwähnt, dort sehr hoch (jedenfalls viel höher als in den
tropischen Kolonien Afrikas) stellen, was für die Wahl der Arbeitsmethoden von
ausschlaggebender Bedeutung ist.

Die bisher vorliegenden Kalkulationen kann man jedenfalls nicht als Unter-
lage für die Rentabilitätsberechnung von Assanierungsarbeiten in anderen Tropen-
ländern, z. B. den deutschen Kolonien, benutzen. In Betracht zu ziehen ist
ferner, daß eine relativ dichte Bevölkerung wie die des Kanalgebietes ja verhältnismäßig viel billiger zu schützen ist wie eine zerstreut wohnende[2].

---

[1] W. C. Gorgas, The expenses necessary for sanitation in the tropics.
Gulf States Journal of Medicine and Surgery and Journal of the Southern med.
Association, Juli, 1910.

[2] Übrigens würde selbst ein Satz von nur 4 Pfennigen pro Kopf und Tag —
also ca. 6 Mark für eine fünfköpfige Familie pro Monat — für sehr viele Tropen-
länder mit ihrer überwiegend farbigen Bevölkerung ganz unerschwinglich hoch
sein, wollte man die Assanierungen nach den in Panama üblichen Prinzipien auf
die gesamte Bevölkerung ausdehnen, während andererseits derartige Kosten für
häuptsächlich von Weißen bewohnte Städte nicht übermäßig hoch erscheinen.

Ärzte und Hospitäler und Hospitalbehandlung.

Die Anzahl der im Sanitätsdienste angestellten Personen beträgt nach dem Jahresrapport 1912 1373 Personen; wie man mir mitteilte, sind etwa 100 davon Ärzte. Ausführliche monatliche und jährliche Berichte orientieren über den Krankheitsstand und die sanitären Maßnahmen. Ferner erscheinen in den „Proceedings of the Canal Zone medical Association" und anderen Zeitschriften zahlreiche gediegene Abhandlungen über medizinische und hygienische Themata, die, das überreiche Material nach Möglichkeit ausnutzend, für das rege wissenschaftliche Interesse der dortigen Ärzteschaft Zeugnis ablegen; als speziell für die Tropenmedizin wichtig möchte ich die Arbeiten von Darling, Deeks, Gorgas, James, Orenstein und Le Prince hervorheben, deren Angaben ich in diesem Berichte vielfach zur Kontrolle und Erweiterung meiner eigenen Notizen benutzt habe.

Hospitäler sind reichlich vorhanden. An den Endpunkten des Kanals befindet sich je ein großes, mit allem modernen Krankenkomfort und den nötigen Spezialisten versehenes Krankenhaus. Das Hospital zu Colon, dicht am Strande und teilweise auf Pfählen erbaut, hat ca. 600 Betten, das Haupthospital auf dem Ancon-Hügel bei Panama etwa doppelt so viel. Mit seinen zahlreichen, inmitten prächtiger Vegetation gelegenen, freundlichen (zum Teil bereits von den Franzosen angelegten) Pavillons und Ärztewohnungen macht das Ancon-Hospital mehr den Eindruck einer Villenkolonie als den eines Krankenhauses (Taf. 4b). Es ist eines der größten und wohl das schönste Hospital, das ich in den Tropen gesehen habe; im Jahre 1912 hatte es ca. 21000 Aufnahmen. In allen Pavillons befinden sich besondere Laboratorien; außerdem besitzt das Ancon-Hospital noch ein besonderes umfangreiches Laboratoriumsgebäude, in dem Dr. Darling mit einem Stabe von Assistenten tätig ist.

Außer dem Ancon- und Colon-Hospital, die durch ein großes, nur für weiße Angestellte und deren Angehörige bestimmtes Erholungsheim auf der bei Panama gelegen Insel Taboga (1912 mit ca. 3500 Aufnahmen) und durch eine Leproserie ergänzt werden, befinden sich längs der Kanallinie noch 18 mit Arzneiausgabestellen verbundene „Polikliniken", denen der „Revierdienst" obliegt und die mit einer Anzahl von Betten ausgestattet sind [1]); diese sind zur Aufnahme

---

[1]) Bis Januar 1913 war dies bei allen der Fall; gegenwärtig sind nur drei mit Betten ausgestattet, da die Abnahme der Krankenzahl diese Reduktion erlaubt.

Leichtkranker und zur vorläufigen Unterbringung solcher Patienten bestimmt, die in die Haupthospitäler überführt werden sollen. Letzterem Zwecke dienen modern eingerichtete Sanitätswaggons.

Alle Krankenhäuser (zu denen noch ein großes panamenisches Krankenhaus in der Stadt Panama hinzukommt) stehen auch der „Zivilbevölkerung" offen, was für eine wirksame Seuchenbekämpfung sehr wesentlich ist.

Für Kanalangestellte ist die Behandlung frei, doch erhalten sie während der Krankheitsdauer kein Gehalt bis auf die „Amerikaner" („Gold employees"), denen es bis zu 30 Tagen pro Jahr ausgezahlt wird; bei frischen venerischen Erkrankungen bekommen aber auch sie kein Gehalt, ein Umstand, der der Bekämpfung der Geschlechtskrankheiten sicher nicht förderlich ist[1]). Bei Verwundungen und Unglücksfällen im Dienst treten die dafür geltenden gesetzlichen Bestimmungen der Vereinigten Staaten in Kraft. Die Angehörigen der Angestellten — relativ am meisten kommen die „Amerikaner" in Betracht, weil die gewöhnlichen Arbeiter ihre Familien nicht mitzubringen pflegen — erhalten kostenlos Chinin und sonstige Medizin, haben jedoch bei Aufnahme ins Hospital einen mäßigen Satz zu bezahlen. Zahlreiche mittellose Angehörige der Zivilbevölkerung werden kostenlos behandelt.

Malaria und Malariabehandlung (Chininprophylaxe).

Unter den in den Hospitälern behandelten Krankheiten nimmt die Malaria bei weitem die erste Stelle ein, obschon nur solche Fälle zur Aufnahme kommen, bei denen eine ambulante Behandlung nicht mehr ausführbar ist. So waren nach den Berechnungen von Deeks und James[2]) vom Juli 1904 bis September 1910 unter den ca. 83000 Aufnahmen des Ancon-Hospitals fast die Hälfte Malariafälle[3]), und nach dem „Report of the Departement of Sanitation of

---

[1]) In der Kanalzone werden Prostituierte nicht geduldet, dafür bieten aber die panamenischen Städte Colon und Panama einen überreichen Ersatz. Zwar besteht von panamenischer Seite eine Kontrolle der Prostitution, man sagte mir aber, daß diese recht lax gehandhabt würde.

[2]) Deeks and James, A Report of Hemoglobinuric Fever in the Canal Zone. A study of its Etiology and Treatment. 1911.

[3]) Davon waren 58% mit positivem Parasitenbefund, die negativen Fälle wurden klinisch als Malaria diagnostiziert; die relativ hohe Anzahl der letzteren wird von Deeks und James damit erklärt, daß meist Chinin bereits vor der Hospitalaufnahme eingenommen wird.

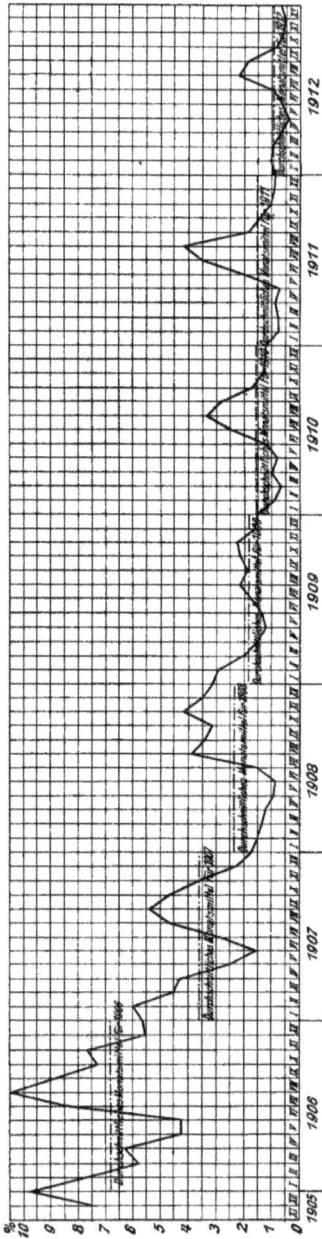

Die monatliche Anzahl der wegen Malaria erfolgten Hospitalaufnahmen von Kanalangestellten in Prozenten zur Gesamtzahl der Arbeiter.
(Nach einer Tabelle aus dem Medizinal-Rapport für 1912.)

the Isthmian Canal Commission 1912“ waren in diesem Jahre gegenüber einer Gesamtzahl von 20440 aus der Hospitalbehandlung entlassenerAngestellten5000 wegen Malaria behandelte, d. h. 110 pro Tausend Kanalarbeiter. Diese Zahl entspricht jedoch nur der der schwereren Malariafälle, da die leichteren, wie oben bemerkt, nicht zur Hospitalaufnahme kommen (die Gesamtzahl sämtlicher Erkrankungen im Jahre 1912 einschließlich der „Revierkranken“ betrug mehr als das Doppelte der Hospitalaufnahmen, nämlich 45500).

Seit dem Vollbetrieb der Kanalarbeiten ist 1912 das günstigste Malariajahr, und wie die Tabelle 1 und die beigefügte Kurve zeigen, hat überhaupt seit 1906 die prozentuale Anzahl der Malariafälle stetig abgenommen.

Wenn schon letzteres zweifellos zum guten Teil ein Erfolg der Assanierungsarbeiten ist, so darf andererseits doch nicht vergessen werden, daß seit 1907 keine erheblichen Neueinstellungen von Arbeitern stattgefunden haben, so daß die Abnahme der Malariafälle recht wesentlich auch mit auf Rechnung einer am Ka-

nal erworbenen Malariaimmunität (besonders der Neger, vgl. auch
S. 19) zu setzen sein wird.

(Tabelle 1.)

**Hospitalaufnahmen der Angestellten infolge Malaria, berechnet
pro 1000 Mann.**

1904	. . . .	125	1909	. . . .	215
1905	. . . .	514	1910	. . . .	187
1906	. . . .	821	1911	. . . .	184
1907	. . . .	424	1912	. . . .	110
1908	. . . .	282	(Nach dem Jahresrapport 1912.)		

Die Mortalität der Hospitäler an Malaria inkl. Schwarzwasserfieber betrug 1912 pro 1000 Angestellte 0,31 und inkl. der außerhalb
der Hospitäler Gestorbenen $1/4$ mehr. Rechnet man von der Gesamtmortalität des Rapportjahres in der Höhe von 9,18 die 2,81 durch
Unfälle hervorgerufenen Todesfälle ab, so ergibt sich, daß auf die
Malaria nur etwa $1/16$ der Todesfälle an Krankheiten entfallen (1911
war es aber ca. $1/8$).

(Tabelle 2.)

Todesursachen unter den Angestellten.

Krankheit	Anzahl der Fälle in den Jahren							
	1905	1906	1907	1908	1909	1910	1911	1912
Typhus	12	42	98	19	13	13	10	4
Dysenterie	14	69	48	16	8	21	13	7
Pneumonie	95	413	328	93	70	73	94	57
Malaria	86	233	154	73	52	50	47	20

Aus der Tabelle 2 geht hervor, daß die Malaria damit die
zweithäufigste Todesursache unter den Kanalangestellten ist; erheblich
mehr Verluste als sie verursacht aber die Pneumonie, worauf weiter
unten (vgl. S. 41) näher eingegangen werden soll.

Die am Isthmus bei weitem vorherrschende Malariaform ist
die Tropika; auf sie entfallen nach den Berechnungen von Deeks
und James etwa 80 %, der Rest kommt fast ganz auf Tertiana, da
Quartana recht selten ist.

Die jahreszeitlichen Schwankungen (vgl. die Kurve S. 16) sind
bei Tertiana und Tropika die gleichen, und zwar geht der Anstieg und
der Abfall der Malariakurve fast genau parallel der Niederschlags-
kurve; wie Deeks und James ausführen, ist dies jedoch in erster
Linie durch Rückfälle infolge von Durchnässungen und nicht
durch Mückeninfektion zu erklären, da die Anopheleszunahme erst
einige Wochen nach dem Anstieg der Malariakurve erfolgt.

Über die Verteilung der Malaria bei den verschiedenen Rassen der Kanalarbeiter ist folgendes zu bemerken:

Am meisten leiden die aus relativ malariafreien Gegenden (Norditalien und Nordspanien) stammenden europäischen Arbeiter; die ebenfalls nicht immunen Amerikaner erkranken, da sie unter besseren hygienischen Bedingungen leben, bei weitem weniger. Eine Mittelstellung nehmen die importierten Neger ein. Sie sterben[1]), wie die Tabelle 3 zeigt, in größerer Anzahl als die Amerikaner, aber erheblich weniger als die Spanier und Italiener an Malaria, obschon sie von der gebotenen Malariaprophylaxe viel geringeren Gebrauch machen als die letzteren.

(Tabelle 3.)

Malariatodesfälle bei den verschiedenen Rassen der Angestellten.

(Nach Deeks und James.)

Jahr	Amerikaner			Europäer		
	Gesamtzahl im Jahres- mittel	Anzahl der Malaria- todesfälle	Tod a. Mala- ria pr.1000 u. Jahr berech.	Gesamtzahl im Jahres- mittel	Anzahl der Malaria- todesfälle	Tod a. Mala- ria pr.1000 u. Jahr berech.
1906	5,464	7	1,33	2,000	?	?
1907	6,706	3	0,44	4,000	30	7,50
1908	6,572	4	0,60	5,811	25	4,25
1909	6,056	0	0,00	5,606	14	2.38

Jahr	Neger		
	Gesamtzahl im Jahres- mittel	Anzahl der Malaria- todesfälle	Tod a. Mala- ria pr.1000 u. Jahr berech.
1906	26,500	211	7,80
1907	28,634	146	5,11
1908	31,507	25	0,77
1909	35,505	25	0,70

Anmerkung zur Tabelle 3: Berechnet man aus dieser Tabelle durch Addition die Gesamtmortalität der Arbeiter an Malaria, so stimmen die Resultate allerdings nicht ganz mit den Zahlen der Tabelle 2 überein: für 1907 sind sie größer, für 1908 und 1909 kleiner als in der Tabelle 2, ohne daß es mir gelang, diese Unstimmigkeiten aufzuklären. Auch die Anzahl der Negerarbeiter wird in den offiziellen Sanitätsrapporten für 1906 nicht auf 26500, sondern nur auf 21441 angegeben (während ihre Zahl für die übrigen Jahre mit der obigen Tabelle übereinstimmt) wodurch sich bei 211 Malariatodesfällen eine Malariamortalität von fast 10 pro Tausend ergeben würde.

[1]) Die Mortalitätsziffern dürften ein besseres Bild von der Malariaintensität bei den verschiedenen Rassen geben wie die prozentuale Anzahl der Hospitalaufnahmen. So waren letztere für die Neger im Ancon-Hospital in den Jahren 1908 und 1909 — über die einschlägiges Vergleichsmaterial vorliegt — geringer als die der Amerikaner, obschon auch in diesen Jahren verhältnismäßig erheblich

Die farbigen Kanalarbeiter — von den Negerarbeitern wurden nach dem „Official Handbook" von 1913[1]) die meisten (ca. 19500) aus Barbados, der Rest (ca. 12200) aus Columbien und Westindien (besonders von Jamaika) importiert — besitzen daher anscheinend eine gewisse Immunität gegen Malaria. Für die Jamaika-Leute (und wohl auch die übrigen, mit Ausnahme der Barbados-Leute) ist eine Malariaimmunität auch nicht verwunderlich, da nach Prout[2]) die Bevölkerung von Jamaika stark malariaverseucht ist: Barbados ist dagegen anophelen- und malariafrei[3]) bis auf die jetzt besonders von Panama her eingeschleppten Fälle. Nach Deeks und James hätten wir es bei den Barbados-Leuten bis zu einem gewissen Grade mit einer angeborenen Rassenimmunität gegenüber der Malaria zu tun, wahrscheinlicher ist es aber wohl, daß es sich in erster Linie um eine gewöhnliche erst am Kanal erworbene Immunität handelt, wie dies auch W. Brem[4]) annimmt[5]); denn aus der Tabelle 3 (siehe auch die Anmerkung dazu) geht hervor, daß die Malariamortalität in den Jahren 1906 und 1907, in denen Massen-Importe farbiger Arbeiter stattfanden, bei ihnen ebenfalls sehr hoch war und erst in den späteren Jahren herabging[6]).

Noch ausgesprochener als die Malariaimmunität der Negerarbeiter am Panamakanal ist — in Übereinstimmung mit den sonstigen bei Negern gemachten Erfahrungen — ihre geringe Neigung zum **Schwarzwasserfieber,** wenn schon auch sie keineswegs völlig davon verschont bleiben. Am häufigsten an Schwarzwasserfieber er-

mehr Neger als Amerikaner an Malaria starben. Mannigfache, rein äußere Momente, wie die allgemeine Indolenz der Neger (deren Malaria, soweit sie nicht in den Gouvernements-Unterkunftshäusern leben, überhaupt nicht immer zur Kenntnis des Arztes kommt) usw., werden naturgemäß die Häufigkeit der Hospitalaufnahmen unter den verschiedenen Angestelltenkategorien stark beeinflussen.

[1]) Official Handbook of the Panama Canal, Ancon 1913.

[2]) Vergleiche Seite 51 dieses Berichtes.

[3]) Nach Boyce in Ronald Ross, The Prevension of Malaria, London 1910.

[4]) Walter V. Brem, Studies of malaria in Panama, Proceedings of the Canal Zone Medic. Ass., Half-year 1910, S. 7.

[5]) Leider sind in den mir zur Verfügung stehenden Tabellen die Barbados-Neger nicht getrennt von den übrigen westindischen Negern behandelt, so daß sich die interessante Frage nicht eingehender prüfen läßt.

[6]) Die geringere Malariasterblichkeit der Neger gegenüber den Europäern in den Jahren 1908 und 1909 hängt andererseits, wie aus den Sanitätsrapporten hervorgeht, zu einem erheblichen Teil mit der geringeren Neigung der Neger zu Schwarzwasserfieber zusammen (vgl. Tabelle 4).

kranken die Spanier und Italiener, die ja auch unter der Malaria am meisten zu leiden haben. Die prozentuale Häufigkeit der Schwarzwasserfiebererkrankungen bei den verschiedenen Arbeiterkategorien geht aus der folgenden Tabelle hervor.

(Tabelle 4.)

Schwarzwasserfieberhäufigkeit der Kanalangestellten, berechnet nach dem Rapporte des Ancon-Hospitals pro 1000 und Jahr.

(Nach Deeks und James.)

Rasse	Anzahl der Schwarzwasserfieberfälle pro 1000 u. Jahr				
	1905	1906	1907	1908	1909
Amerikaner	3,30	1,90	0,70	0,39	0,48
Europäer	5,00	5,50	1,25 [1])	5,88	11,36
Neger	0,33	0,59	0,28	0,00	0,25

Nach dem Jahresrapport 1911 kamen in diesem Berichtsjahre 101 Schwarzwasserfieberfälle bei Angestellten in Hospitalbehandlung, von denen 15 starben, gegenüber 8900 Malariafällen mit 26 Todesfällen; durch einen Schwarzwasserfieberfall, der außerhalb der Hospitäler starb, erhöht sich diese Zahl auf 16. 1912 starben von den 26 in Hospitalbehandlung gekommenen Schwarzwasserfieberfällen 5 und außerdem einer außerhalb der Hospitalbehandlung, während von den übrigen ca. 5600 in Hospitalbehandlung gekommenen Malariafällen 11 und außerhalb der letzteren noch 3 starben. Laut Rapport würden auf die, mehr als das Doppelte der Angestellten betragende Zivilbevölkerung 1911 dagegen nur zehn und 1912 sogar nur zwei Schwarzwasserfieber-Todesfälle kommen; dies entspricht auch einer Notiz von Deeks und James, nach der „Schwarzwasserfieber bei den erwachsenen Eingeborenen dieses Landes [2]) so gut wie unbekannt ist".

Wie Deeks und James in ihrer umfangreichen, hier schon mehrfach zitierten Arbeit [3]) nachweisen, ist der Zusammenhang zwischen Schwarzwasserfieber und vorhergegangener Malaria, wie

---

[1]) In diesem Jahre starke Einfuhr europäischer Arbeiter und daher prozentuale Abnahme der Hämoglobinurie.

[2]) Zum größten Teil sind es ja Farbige und Mischlinge.

[3]) A Report on Hemoglobinuric Fever in the Canal Zone. A Study of its Etiology and Treatment. 1911. Die umfangreiche Monographie enthält sehr reiches Quellenmaterial. Eine andere Arbeit über Schwarzwasserfieber am Panamakanal ist von Walter v. Brem in „Proceedings of the Canal Zone Med.Assoc. Half-Year 1910", S. 95 veröffentlicht.

anderwärts, auch am Panamakanal ganz unverkennbar, woran die deutsche Schule ja allerdings seit langer Zeit nicht mehr zweifelt.

Die **Hospitalbehandlung der Malaria** geschieht mit recht hohen Chinindosen, da, wie man mir sagte, die sonst üblichen Chininmengen auf dem Isthmus nicht genügen. Nach persönlichen Mitteilungen von Dr. Deeks, dem Chefarzte der inneren Abteilung des Ancon-Hospitales, hat sich ihm folgende Medikation bewährt: nach Purgation mit Kalomel und Magnesia und einer Anfangsdosis von 1,3 Gramm (20 grain) wird während des Fiebers und an den zwei bis drei dem Fieber folgenden Tagen dreimal täglich ca. 1,0 Gramm (15 grain) Chininsulfat in Lösung verabreicht. Für die Nachbehandlung in Tagesdosis von ca. 2,0—1,3 Gramm (30—20 grain) werden zwei Wochen für genügend betrachtet, von denen die letzte bei Weißen meist im Sanatorium zu Taboga zugebracht wird[1]).

Auch bei **akutem Schwarzwasserfieber** wird außer den üblichen Kochsalzinfusionen usw. Chinin angewandt, falls Malariaparasiten im Blute nachgewiesen werden oder wenn das Fieber und die Hämoglobinurie nicht weichen wollen; man scheut sich im letzteren Falle auch nicht vor hohen Chinindosen (nicht unter ca. 1,3 Gramm [20 grain] subkutan, oder intravenös in hoher Verdünnung); die Mehrzahl der Schwarzwasserfieberfälle erhält nach der mehrfach zitierten Publikation von Deeks und James Chinin erst in der Nachbehandlung, während es früher, wie Gorgas[2]) angibt, stets von Anfang an in hohen Dosen, und zwar mit gutem Erfolge gegeben wurde.

Von der **Chininprophylaxe** hält man auf dem Isthmus, zurzeit wenigstens, anscheinend recht wenig. Allerdings stehen auf den Eßtischen der europäischen Arbeiter in den Speiseanstalten

---

[1]) Wie lange bei dem Gros der Arbeiter die Malarianachbehandlung im Hospital resp. im Sanatorium durchgeführt wird, ist aus den Rapporten nicht ersichtlich. Thompson (Sanitation in the tropics, with special reference to the Panama Canal Zone, Trinidad and British Guiana, Transact. of the Soc. of tropical Med. and Hyg., Mai 1913, S. 200) gibt an, daß das Gros der Arbeiter, um den Lohnausfall zu vermeiden (siehe S. 15), nur wenige Tage (wie ich höre ca. fünf) im Hospital bleibt, und daß infolge ungenügender Chininnachbehandlung nach seiner Schätzung ca. 80% der Malariafälle Rezidive seien, während die „Amerikaner" allerdings in der Regel eine genügend lange Chininnachbehandlung erhielten und daher die Malaria praktisch keine Rolle für sie spiele.

[2]) Gorgas, Malaria in the Tropics. Journ. of the Americ. Med. Association 1906, 5. Mai.

der Verwaltung mit Chininlösung gefüllte Flaschen — die auch wegen ihres Alkoholgehaltes gern als „bitterer Schnaps" genossen werden soll — aber von irgend einer regelrechten Chininprophylaxe der Arbeiterschaft kann zurzeit wohl nicht die Rede sein, und sie wird, soweit mir bekannt ist, von den Ärzten jetzt auch nicht gefordert.

Daß der prophylaktische Chiningebrauch bei dem Gros der Arbeiter zurzeit nur ein minimaler sein kann, scheint mir aus folgender Schätzung hervorzugehen: 1911 wurden laut Rapport pro Monat durchschnittlich nicht ganz 100 kg Chinin verbraucht, und da nach einer Notiz von Gorgas etwa zwei Drittel der gesamten Chininmenge auf die Arbeiterschaft kommen, hätten wir also etwa 66 kg auf die ca. 49000 Angestellten zu repartieren. Im Jahresmittel 1911 wurden nun pro Monat etwa 750 Arbeiter an Malaria in den Hospitälern behandelt, und rechnet man dafür pro Kopf 20 Gramm, so ergibt sich für die Hospitalfälle pro Monat 15 kg Chinin; es verbleiben also nur noch 51 kg, d. h. pro Kopf und Monat wenig mehr als ein Gramm, ein Quantum, das aber nicht nur für die Prophylaxe, sondern auch für die gesamte ambulante Behandlung in den Sick Camps usw. ausreichen muß.

Früher hat man auf die Chininprophylaxe wohl mehr Wert gelegt als jetzt. So haben 1907—1909 die auf dem Isthmus stationierten nordamerikanischen Truppen Chininprophylaxe, zum Teil auch mit gutem Erfolge, gebraucht, worüber Montgomery[1] berichtet. Ferner geht aus einer Diskussionsbemerkung Orensteins zu dem eben erwähnten Vortrage Montgomerys hervor, daß eine Anzahl amerikanischer Angestellter damals täglich ca. 0,2—0,6 Gramm (3—10 grains) nahm und daß an die Europäer im Arbeiterlager zu Ancon zwischen 1908 und 1910 für 1 $\frac{1}{2}$ Jahre zweimal wöchentlich ca. 0,6 Gramm (10 grains) Chinin wenigstens verteilt wurden, jedoch ohne daß man einen günstigen Erfolg davon sah.

Gorgas mißt der Chininprophylaxe in seiner 1910 erschienenen Abhandlung in dem Handbuch von R. Ross[2] einen hohen Wert bei und gibt an, daß etwa die Hälfte der Arbeiter freiwillig täglich eine prophylaktische Chinindosis nähmen. Zu einer nach den üblichen Anschauungen ausreichenden Chininprophylaxe einer so großen Anzahl von Arbeitern kann aber auch das damals nachweislich verbrauchte Chinin nicht genügt haben.

Die früher zur Belehrung der Leute verteilten populären Merkblätter über das Wesen der Malaria, die eine Empfehlung des ja gratis abgegebenen Chinins bei allen Fieberfällen enthalten, gelangen übrigens, wie man mir sagte, jetzt nicht mehr zur Ausgabe, da es nicht mehr erforderlich sei; die Leute werden in der Tat damit jetzt auch wohl Bescheid wissen und die Malaria spielt zurzeit auf dem Isthmus ja auch nicht mehr die Rolle wie vordem.

---

[1] Montgomery A. Stuart, Quinine as Prophylactic in Malaria. Proceedings of the Canal Zone medical Association 1910.

[2] Gorgas, Malaria Prevention on the Isthmus of Panama in: Ronald Ross, „The Prevention of Malaria", S. 346, London 1910.

Eine systematische Aufsuchung und Chininbehandlung der zahlreichen Parasitenträger[1]) findet am Kanal ebenfalls nicht statt — und wäre unter den obwaltenden Verhältnissen auch kaum durchführbar — sondern die Malariaverhütung erstreckt sich in erster Linie auf die Beseitigung der Anophelen und den Schutz vor deren Stichen durch Eindrahtung der Häuser.

Mückenbekämpfung.

(Die Anophelen der Kanalzone und die Organisation der „Sanitätsinspektionen".)

Nach den Untersuchungen von Darling ist Anopheles albimanus der Hauptüberträger der Malaria auf dem Isthmus. Gegen diese Art richtet sich daher vor allem die Bekämpfung; es werden jedoch in den zu assanierenden Gebieten auch sämtliche andere Mücken, die Kulexarten und natürlich auch die Stegomyien, nach Möglichkeit gleichfalls vernichtet. Die biologischen Eigentümlichkeiten der einzelnen Arten, auf deren Kenntnis eine rationelle Bekämpfung ja basieren muß, werden eingehend studiert. Zur Zeit meiner Anwesenheit beschäftigte sich ein junger Dipterologe speziell mit der Frage der Flugweite, die er an mit Farbe bespritzten und dann nach ihrer Freilassung in der Nachbarschaft wieder eingefangenen Mücken studierte; zum Einfangen der markierten Mücken dienten reusenartige Vorrichtungen, die in die Moskitogazewände mückensicherer Häuser eingesetzt wurden. Man schätzt die Flugweite von Anopheles albimanus auf anderthalb englische Meilen (2,4 km); die Anophelen sollen, durch die Witterung der Blutlieferanten angelockt, gegen den Wind fliegen.

Anopheles albimanus sticht mit Vorliebe während der Dunkelheit; zumal in dem schattigen Innern der Häuser sticht Anopheles albimanus allerdings auch sonst, doch pflegt er diese nach Le Prince am Tage zu verlassen, um sich in der Nachbarschaft im hohen Grase usw. zu verbergen. Die meisten Infektionen dürften jedenfalls in den Schlafräumen erfolgen; wenigstens sprechen die guten Resultate, die man mit dem allmorgendlichen Wegfangen der in die Häuser — bzw. Zelte — eingedrungenen Anophelen erzielte (siehe S. 36—37) in diesem Sinne; auch wurde, wie man mir sagte, nach Nachtarbeiten am Kanal keine Zunahme der Malaria bemerkt.

---

[1]) Darling, Studies in Relation to Malaria. Isthmian Canal Commission, Laboratory of the Bourd of Health, Departement of Sanitation. Washington 1910.

Die Anophelenlarven werden auf dem Isthmus in Seen und Teichen zwar nur in der vegetationsreichen Uferzone gefunden, dagegen scheinen sie gegen Strömungen weniger empfindlich zu sein als manche unserer heimischen Mückenarten [1]), so daß man auch fließende Abzugsgräben und natürliche Wasserläufe mit larvenvertilgenden Mitteln behandeln muß. Für Anopheles albimanus gibt Darling ausdrücklich an, daß er in fließendem Wasser (running streams) vorkommt, außerdem jedoch in allen denkbaren Wasseransammlungen, auch in Brackwasser, den stinkenden Sielabwässern, alten Krabbenlöchern usw. [2]); die Entwicklungszeit bis zum Ausschlüpfen des Imago beträgt bei dieser Art nicht ganz 14 Tage.

Da auf dem Isthmus auch in der Trockenzeit eine Vermehrung der Anophelen stattfindet, und die dann mehr oder minder stagnierenden Flüsse, an denen die meisten Ortschaften liegen, von Anophelen ebenso wimmeln wie die Tümpel, die durch das in das Kanalbett aussickernde Grundwasser entstehen, so muß die Mückenbekämpfung das ganze Jahr hindurch fortgesetzt werden; in der Regenzeit machen andererseits die enormen Niederschlagsmengen die Mückenvertilgung schwierig.

Die Bekämpfung der Mückenbrut kann natürlich nicht auf das ganze Gebiet der Kanalzone mit ihren zahlreichen — auch durch die Aufstauung des Gatunensees usw. neu gebildeten und sich zurzeit stetig verändernden — Sümpfen ausgedehnt werden, sondern muß sich auf die Nachbarschaft der Ansiedelungen beschränken.

Die üblichen Bekämpfungsmaßregeln (Klären des Dickichts und Entfernung resp. Unschädlichmachung der Mückenbrutplätze) finden aber gewöhnlich in einem Umkreis von ca. 800 m um die Ortschaften herum statt; wo nötig, wird die Mückenbekämpfung natürlich weiter auf die Nachbarschaft ausgedehnt, und man betrachtet etwa 2 km als die praktisch in Betracht kommende Strecke. Bei nur provisorischen Arbeiterlagern — z. B. den von Arbeitern an der Bahnstrecke — muß sich die Malariabekämpfung im wesentlichen auf mückensichere Unterkunftsräume (eingedrahtete Eisenbahnwaggons, Taf. 5b), kombiniert mit dem täglichen Wegfangen der eingedrungenen Mücken, beschränken.

---

[1]) So genügte nach den Erfahrungen von Mühlens (Die Bekämpfung der Mückenplage, Die Umschau, 1911, Nr. 52) in Wohldorf bei Hamburg die geringste Strömung in den Abzugsgräben, um sie von Mückenlarven freizuhalten.

[2]) Laut Rapport wurden 1911 allein in Colon über 56000 Krabbenlöcher behandelt.

Die Mückenbekämpfung fällt in der Kanalzone der „Sanitary Inspection" zu, deren Hauptaufgaben sie bildet; das in Betracht kommende Arbeitsgebiet umfaßt etwa 100 englische Quadratmeilen mit 17 Ortschaften und ist danach in ebenso viele Distrikte geteilt, an deren Spitze je ein Sanitätsinspektor steht; bei größeren Distrikten wird er von einem oder mehreren Assistenten unterstützt. Die Sanitätsinspektoren, denen die Beaufsichtigung der Detailarbeit zufällt (auf deren exakte Durchführung ja alles ankommt), sind gut bezahlte und intelligente Leute; sie arbeiten mit sichtlichem Verständnis und sehr viel Interesse, das durch eine den Ehrgeiz anregende Art der Berichterstattung und durch monatliche Zusammenkünfte wachgehalten wird. Die Sanitätsinspektoren haben eine Anzahl farbiger Arbeiter zur Verfügung.

Nach einem Bericht[1]) von Dr. Orenstein vom Dezember 1911 waren außer dem Chief Sanitary Inspector (Ingenieur Le Prince) und dem Assistant Chief Sanitary Inspector (dem Arzt Dr. Orenstein) zwei Divisionsinspektoren, 26 Inspektoren, 1 Inspector Entomologist, 18 Vorarbeiter und 226 ständige Arbeiter beschäftigt, und der Jahresrapport 1911 führt beim Sanitätspersonal unter „Zone Sanitation" etwa die gleiche Gesamtzahl Leute auf. Für Grasschneiden, Müllabfuhr, Eindrahtungsreparaturen, Gräbenanlagen und -Unterhaltung werden aber auf Requisition von dem Departement des „Quartermasters" und dem „Engineering Department" weitere Arbeiter gestellt, so daß die Gesamtzahl der bei der „Zone Sanitation" beschäftigten Arbeiter eine erheblich größere ist[2]).

Außer der Anophelenbekämpfung — die etwa zwei Drittel der Zeit der Sanitätsinspektoren in Anspruch nimmt — fällt letzteren die Gelbfiebermückenbekämpfung, die Pestrattenvernichtung, die Bekämpfung von Typhus, Dysenterie und anderen Infektionskrankheiten, die Müllbeseitigung und Abtrittsdesinfektion und die Niederhaltung des Grases (auch soweit dies nicht aus sanitären Gründen erforderlich ist) zu.

Von größtem Wert und sehr nachahmenswert ist es, daß alle Neubaupläne der Sanitätsinspektion zur Begutachtung vorgelegt werden müssen und daß die Sanitätsinspektoren deren Ausführung dauernd überwachen; dieses Zusammenarbeiten zwischen Ingenieur und Arzt, das sonst so viel zu wünschen übrig läßt, ist von den praktischen Amerikanern am Panamakanal überhaupt in einer sehr glücklichen Weise realisiert worden. Natürlich hat die Sanitätsinspektion ebenso das Recht, alle Gehöfte und Wohnungen zu inspizieren, und besitzt auch sonst sehr weitgehende Vollmachten, die ersichtlich nicht nur auf dem Papiere stehen; wird ihren Anordnungen nicht in der gestellten Frist Folge geleistet, so werden, von der zu zahlenden Geldstrafe abgesehen, die notwendigen Arbeiten auf Rechnung des Hauseigentümers von der Behörde selbst ausgeführt.

---

[1]) Orenstein, Sanitary Inspection of the Canal Zone. American Journal of Public Health, März 1912.

[2]) Die Kosten für diese Hilfsarbeiter sind jedoch in der Berechnung Seite 12 u. 13 mit inbegriffen.

Die Malariasanierung der Sanitätsinspektoren zerfällt in folgende Aufgaben;

a) Beseitigung der Mückenbrutplätze durch Trockenlegungen usw.,

b) Beseitigung des Busch- und Grasdickichts,

c) Vernichtung der Mückenbrut in Wasseransammlungen durch Chemikalien oder Mückenfeinde,

d) Kontrolle der Häusereindrahtungen und Töten der in diese eingedrungenen Mücken.

a) Beseitigung der Mückenbrutplätze durch Trockenlegungen usw.

Die schwierige Entscheidung, welche Methoden je nach den lokalen Bedingungen zur Beseitigung der Mückenbrutplätze anzuwenden sind, ist eine der Hauptaufgaben des Chief Sanitary Inspectors, der ja Berufsingenieur ist.

Wie Le Prince in seinen Publikationen [1]) ausführt, sind einfache, offene Entwässerungsgräben, die ja im gemäßigten Klima trefflich funktionieren (vgl. Seite 54 ff. dieses Berichts) auf dem Isthmus und wohl überhaupt in den Tropen nicht zweckmäßig, da sie überaus schnell zuwachsen und daher etwa alle 10—14 Tage von Gras und Wasserpflanzen, besonders den üppig wuchernden Algen, gereinigt werden müssen; sonst verstopfen sie sich und werden selbst zu den allerschlimmsten Anophelesbrutplätzen. Bei den hohen Arbeitslöhnen am Isthmus ist das Instandhalten dieser Gräben (es sind ca. 400 km davon vorhanden) sehr teuer, zumal sie durch die schweren Regengüsse oft beschädigt werden, und man benutzt sie nach Gorgas nur dort, wo die Entwässerungen nicht mehr als zwei Jahre durchgeführt werden sollen.

Um die Gräben haltbarer zu machen und gleichzeitig das Wachstum des Grases hintanzuhalten, hat es sich bewährt, ihre Grasnarbe mit einem hierzu konstruierten, einfachen Petroleumbrennapparate abzubrennen (Taf. 7 b) und dann die Sohle und die Wände des Grabens mit dem zur Larvenvernichtung benutzten asphalthaltigen Rohpetroleum (crude oil) zu tränken. Das Abbrennen der Gräben kostet aber infolge der hohen Löhne immerhin 8 Pf. pro laufenden Fuß (ca. 30 cm) Graben und dürfte übrigens nur

---

[1]) Le Prince, Mosquito Destruction in the Tropics. Journ. of the Americ. med. Association, 26. 12. 1908, Bd. 51, S. 2203—2208, und Anti-malarial Work on the Isthmus of Panama; Technics; in R. Ross „The Prevention of Malaria". S. 353, London 1910.

dann Erfolg haben, wenn wie in der Kanalzone stark asphalt-
haltiges Petroleum verwendet wird.

Um die hohen Instandhaltungskosten der einfachen Gräben zu
vermeiden, werden, wenn dauernde Assanierungen beabsichtigt sind,
die Abzugsgräben vielfach mit Steinen und Zement (Beton) ge-
festigt; diese zementierten Gräben erhalten Sielquerschnitt und
haben für den Austritt des Grundwassers genügend Öffnungen nahe
der Sohle. Die zementierten Gräben, von denen ca. 50 km in Gebrauch sind, bleiben fast stets von Anopheles frei. Ihre Anlage
ist natürlich teuer (ca. $ 0,25—1,50 pro laufenden Fuß), doch
da die Freihaltung und Reparatur der offenen Gräben auf dem
Isthmus etwa 25 Cent pro Fuß im Jahre kostet, sind sie im Be-
triebe immer noch billiger als letztere. Weniger kostspielig als die
oben erwähnte Betonierung kommt eine für kleinere Gräben anscheinend recht geeignete Konstruktion, bei der das Zement nach
Art der „Rabitzwände" auf dünne Drahtgaze von etwa 5 cm Maschenweite aufgetragen wird; pro Quadratfuß stellen sich die Kosten in
Panama auf ca. 4 Cent.

Die Dränage mit unterirdischen Dränröhren an Stelle von
offenen Abzugsgräben wurde bisher von Le Prince als das beste
und auf die Dauer auch billigste Entwässerungsmittel gerühmt. Die
Anlage ist aber relativ schwierig und erfordert jedenfalls einen
technisch vorgebildeten Leiter; die oben zitierten Arbeiten von Le
Prince enthalten Details über die Dränage in regenreichen Tropen-
ländern. Allerdings ist am Kanal bisher nur ca. $^1/_{50}$ der Entwässe-
rungsanlagen unterirdisch, und nach den neuesten Erfahrungen
gibt man den offenen zementierten Gräben jetzt überhaupt den
Vorzug.

Ein Mittelding zwischen unterirdischer Dränage und offenen
Gräben bildet die verhältnismäßig wenig bekannte Methode der
„blind drains", die Le Prince folgendermaßen beschreibt: Auf den
Boden der ausgehobenen Gräben werden flache Steine gelegt, rechts
und links davon kommen ebenfalls Steine, und das Ganze wird mit
einem Deoksteine zu einer Höhle geschlossen[1]); darüber kommen
größere, dann kleinere Steine; an einigen Stellen werden Öffnungen
von etwa 6 : 10 Zoll (ca. 15 : 25 cm) zum Einlaufen des Wassers
gelassen. Das Regenwasser dringt schnell ein und wird un-

---

[1]) Sind nicht genug flache Steine vorhanden, so kann man statt der oben
beschriebenen viereckigen Hohlgänge natürlich auch dreieckige bauen.

schädlich, da sich Mückenlarven nach den Erfahrungen von Le
Prince nicht in der Tiefe zwischen den Steinen finden. Diese Anlagen bewährten sich am Panamakanal, wenigstens auf geeignetem
Terrain, recht gut, und wenn schon manche reparaturbedürftig wurden,
funktionierten andere, ohne Kosten zu verursachen, jahrelang[1]).
Ein gutes Gefälle ist notwendig, doch vertragen sie andererseits ein
recht starkes. Selbst bei den hohen Arbeitslöhnen des Isthmus
kam die Anlage der „blind drains" an Plätzen, wo viele Steine
vorhanden waren, recht billig. Da ich glaube, daß diese Methode,
die keine Materialkosten verursacht und ferner die fortwährende
Beaufsichtigung der als Anophelesbrutstätten so gefährlichen offenen
Gräben vermeidet, für unsere Kolonien mancherorts brauchbar sein
könnte, habe ich sie hier eingehender beschrieben.

Dieselben Schwierigkeiten in bezug auf die Freihaltung von
Mückenbrut wie die offenen Abzugsgräben bereiten auf dem Isthmus
die natürlichen Wasserläufe. Man sucht ihre Ufer möglichst
vegetationsfrei zu halten, entfernt die Wasserpflanzen, besonders
die Algen[2]), befestigt, wo nötig, die Ufer und sucht die seichten
Buchten, welche den Anophelen vor allem als Unterschlupf dienen,
zu beseitigen; außerdem werden die natürlichen Wasserläufe ebenso
wie die offenen Abzugsgräben noch mit den weiter unten beschriebenen
Mückenvertilgungsmitteln behandelt.

Sumpfstrecken werden in großer Ausdehnung auch dadurch
beseitigt, daß sie nach bekannter Methode mit schlammhaltigem
Wasser vollgepumpt und nach dem Absetzen der Sedimente wieder
entleert werden.

b) Beseitigung des Busch- und Gras-Dickichts.

Als ein sehr wesentliches Hilfsmittel der Mückenbekämpfung
betrachtet man am Panamakanal mit Recht das Niedrighalten des
Busch- und Grasdickichts in der Nachbarschaft bewohnter Plätze, und

---

[1]) Wie mir Dr. Orenstein mitteilte, werden sie aber oft dadurch un-
brauchbar, daß sie ganz und gar mit Gras zuwachsen oder sich mit eingeschwemm-
tem Erdreich verstopfen. Auf dem Isthmus — wo ja allerdings Materialkosten
eine relativ untergeordnete Rolle spielen — sind sie zurzeit nur sehr wenig in
Gebrauch.

[2]) Zur Vernichtung der Algen dient auch das weiter unten beschriebene
„Larvizid", und ferner wird hierzu (vor allem in Trinkwasserreservoirs) sehr
stark verdünntes Cuprum sulfuricum verwandt. In abgelegenen Tümpeln wird
gelegentlich auch arsenigsaures Natron zur Abtötung des pflanzlichen und tieri-
schen Lebens benutzt.

zwar erstens, weil es den geflügelten Mücken Unterschlupf gewährt, und ferner, weil durch die dichte Vegetation die Verdunstung verhindert und so die Tümpelbildung verstärkt wird; auch übersieht man im Dickicht sehr leicht die kleinen Wasseransammlungen — zu denen die Huftritte eines weidenden Tieres ja genügen — und ebenso etwa fortgeworfene leere Blechbüchsen usw., die Mückenbrut enthalten können. Nach dem Abschlagen des Grasdickichts fliehen übrigens die obdachlos gewordenen Mücken anfänglich scharenweise in die Häuser, nach einiger Zeit ist aber eine starke Abnahme wahrzunehmen.

Es sei jedoch bemerkt, daß man andererseits eine normale tropische Gartenvegetation (Palmen, Bananen usw.) um die Wohnungen für unbedenklich hält; ja, auch das Ancon-Hospital liegt innerhalb solcher Gartenanlagen (Taf. 4 b).

Da das Gras, besonders zur Regenzeit, ungemein schnell wächst — bei einer häufig vorkommenden Art wurde innerhalb vier Wochen ein Wachstum von 35 Zoll (ca. 82 cm) gemessen — so muß das Schneiden des Grases sehr häufig wiederholt werden, doch sagte man mir, daß, wenn dies längere Zeit hindurch regelmäßig geschieht, das hohe Gras schließlich einer anderen, weniger wuchernden Art Platz mache. Das Grasschneiden wird, wo es der Boden erlaubt (d. h. wo es nicht allzu uneben ist und die Hufe keine Löcher hinterlassen), durch mit Pferden bespannte Mähmaschinen besorgt. Es verursacht sehr erhebliche Kosten, da ca. 53 englische Quadratmeilen (d. h. die Ortschaften, ferner ihnen nahegelegenen Flußufer, Sumpfstrecken usw.) vom hohen Grase freigehalten werden müssen.

c) Vernichtung der Mückenbrut durch Chemikalien und Mückenfeinde.

1. Rohpetroleum. Als Hauptmittel zur Larventötung benutzen die Amerikaner auf dem Isthmus Rohpetroleum und ein „Larvizid" genanntes Karbolpräparat.

Das Rohpetroleum (crude oil) ist eine von der pazifischen Küste (wahrscheinlich von Kalifornien) stammende, schwarze, ziemlich dickflüssige Masse mit starkem Asphaltgehalt; es scheinen Destillatrückstände zu sein. Das Rohpetroleum ist das hier am meisten benutzte Larvenvertilgungsmittel, und 1912 wurden laut Rapport über 670 000 Gallonen (mehr als 3 Millionen Liter) davon gebraucht; der Preis beträgt nach Orenstein[1]) 1,10 Dollar für das

---

[1]) Orenstein l. c.

42-Gallonenfaß, also ca. 2,3 Pfennig pro Liter. Um die Masse dünn-flüssiger zu machen, wird sie meist mit 5—10% Larvizid versetzt. Man benutzt das Rohpetroleum zum Überschichten von Tümpeln, jedoch werden auch die Abzugsgräben und größere Wasserflächen damit behandelt. Um zu verhüten, daß das Petroleum bei letzteren vom Winde auf eine Seite geblasen wird — die Mücken sollen sofort die freibleibenden Stellen herausfinden — werden Baumstämme usw. auf der windwärts gelegenen Seite festgelegt, welche die Petroleumschicht festhalten. Man muß das Petrolisieren am Panamakanal jede Woche wiederholen.

Im übrigen haben sich auch auf dem Isthmus bei Anwendung des Petroleums dessen bekannte Mängel gezeigt. So hebt Le Prince hervor, daß es bei dichter Vegetation nicht überall hindringe, daß der Regen es wegwasche, daß es sich mit den Algen zu einer zu Boden sinkenden und die Oberfläche freilassenden Masse verbinde, und daß endlich trotz anscheinend ausreichender Petrolisierung zuweilen einige Tage später doch noch lebende Larven gefunden würden; ein Zusatz von roher Karbolsäure steigere die Wirksamkeit des Petroleums erheblich, jedoch sei darauf zu achten, daß so behandeltes Wasser nicht von den Eingeborenen benutzt würde.

Um das Petroleum zu applizieren, bedient man sich für Tümpel und dergleichen gewöhnlicher Gartengießkannen. Für Straßengräben und (auch sonst bei genügend hartem Boden) kommt eine Art Sprengwagen mit Pferdebespannung zur Verwendung, wodurch sich die hohen Transportkosten wesentlich verringern; da durch das Tragen des Petroleums von den Depots zu fernliegenden Benutzungsstellen seine Applikation bisweilen ein bis zweimal mehr kostet als das Petroleum selbst, wird der Transport auch sonst soweit als möglich durch bespannte Reservoirwagen oder Tragtiere (vgl. Taf. 7a) ausgeführt.

Zur Petrolisierung (resp. Larvizidbehandlung) der Uferzone von Seen bedient man sich besonderer Boote mit eingebautem Bassin und Spritze (Taf. 6b).

Um automatisch Gräben und natürliche Wasserläufe mit nicht zu starker Stromgeschwindigkeit zu petrolisieren, dienen Vorrichtungen, aus denen das Petroleum langsam auf die Wasseroberfläche tropft. Die kleineren Apparate dieser Art werden aus eisernen Ascheimern, die größeren aus Fässern (Taf. 7a) hergestellt, indem in einer Öffnung nahe am Boden eine Tülle angebracht wird, in der ein den Petroleumzufluß regelnder Docht steckt; eine genauere Beschreibung der Apparate, von denen ich recht viele in der Kanalzone in Tätigkeit sah, gibt Le Prince[1]) und etwas eingehender Orenstein[2]). Diese Vorrichtungen bedürfen jedoch konstanter Beaufsichtigung und geben dabei keine Sicherheit gegen das Aufkommen von Mückenbrut; denn der resultierende Petroleumfilm ist keineswegs lückenfrei, so daß außerdem noch mit Larvizid nachgeholfen werden muß. Das eingetropfte Petroleum sammelt sich aber stromabwärts in den als Mückenbrutplätzen ja besonders gefährlichen Buchten usw. an, wodurch Arbeit gespart wird, und hält ferner nach längerer Anwendung infolge seines starken Asphaltgehaltes auch die Ufervegetation der Gräben zurück, so daß man bei dem minimalen Petroleumpreise, wie erwähnt, recht ausgiebigen Gebrauch von diesen Tropfvorrichtungen macht.

Eine noch einfachere, gelegentlich ebenfalls benutzte automatische Petrolisierungsvorrichtung (die für kleinere, langsam fließende Wässer in Anwendung kommt, die ich aber auch in Tümpeln sah) wird dadurch hergestellt, daß man eine Handvoll Twist (Baumwollabfall, der zum Reinigen der Maschinen benutzt wird) mit Petroleum tränkt und dann im Wasser mit einem Stein beschwert oder irgend sonstwie befestigt; das Twistbüschel gibt langsam sein Petroleum ab und braucht nur alle 10—14 Tage neu getränkt zu werden.

2. „Larvicid." Als Mückenvertilgungsmittel recht bewährt hat sich auf dem Isthmus in den letzten Jahren eine „Larvizid" genannte Karbol-Harzseife, die nach einem von dem amerikanischen Gouvernementschemiker J. E. Jakob ausgearbeiteten Verfahren in Ancon fabrikmäßig hergestellt wird; im wesentlichen ist es dasselbe wie das als „Phinotas-Öl" und unter anderem Namen im Handel befindliche Präparat.

Die Vorschrift ist nach einer Publikation von Darling[3]) folgende: 150 Gallonen rohe Karbolsäure, die ein spezifisches Gewicht von nicht über 0,97 haben und nicht weniger als 30% Teersäure enthalten darf[4]) werden im eisernen Kessel durch Dampfschlangen (Dampfspannung 50 Pfund) erhitzt

---

[1]) l. c.

[2]) Orenstein, Sanitary Inspection of the Canal Zone, American Journal of Public Health, März 1912.

[3]) Darling, A Mosquito Larvacide-Disinfectant and the methods of its standardization. Americ. Journ. of Publ. Health, Febr. 1912.

[4]) Diese Zusammensetzung der Rohkarbolsäure ist wesentlich, um dem Endprodukt ungefähr dasselbe spezifische Gewicht wie dem Wasser zu geben, mit dem es sich ja möglichst leicht mischen soll.

und 200 Pfund pulverisierten und gesiebten Kollophoniums darin aufgelöst; dann werden 30 Pfund Ätznatron, in 6 Gallonen Wasser gelöst, hinzugefügt. Zum Umrühren dient eine mechanische Vorrichtung. Der chemische Prozeß ist in wenigen Minuten beendet, und das Produkt fällt hinreichend gleichmäßig aus. Die Kosten stellen sich nach Darling, der genau detaillierte Berechnungen bringt, am Panamakanal auf 0,1413 $ pro Gallone, also zirka zwölfeinhalb Pfennige pro Liter, ein in Anbetracht der starken Wirksamkeit niedriger Preis.

Das Präparat läßt sich leicht mit Wasser zu einer milchigen Emulsion mischen. Mückenlarven tötet es in einer Verdünnung von 1 : 5000 Wasser in kurzer Zeit, vernichtet in derselben Konzentration Algen und wird in 10%iger Verdünnung zum Töten von Fliegenlarven, in 3%iger zum Desinfizieren von Klosetts usw. benutzt; seine bakterizide Wirkung ist nach Darling im Gegensatz zu der benutzten Rohkarbolsäure sogar der von reiner Karbolsäure überlegen[1]).

Nachteile des Präparates bestehen darin, daß die anfängliche starke Wirksamkeit nach der Applikation in Tümpeln usw. schnell nachläßt (wenn schon sie in abnehmendem Maße nach Darling selbst tagelang nachweisbar bleibt) und daß es sich nicht ohne weiteres in Salzwasser anwenden läßt. Dieser Übelstand wird aber beseitigt, wenn man es vorher mit der zehnfachen Menge von Frischwasser vermischt.

Leider tötet das Larvizid die Fische, so daß man sich bei seiner Anwendung deren Mitwirkung zur Larvenvertilgung beraubt, doch ist das in mehr oder minder hohem Maße ja auch bei vielen anderen Larvenvertilgungsmitteln der Fall. Die Giftigkeit des Larvizids für Menschen ist offenbar in der Praxis recht gering, denn man hat es, ohne dadurch Schaden anzurichten, öfter zur Mückenvertilgung in den Teichen der Trinkwasserleitungen benutzt; ja, die Neger sollen das Larvizid sogar manchmal als „Medizin" einnehmen.

Man verwendet das Larvizid überall dort, wo eine schnelle und sichere Larvenvernichtung erwünscht ist, z. B. in Tümpeln, in künstlichen Wasseransammlungen, die bei den Bauarbeiten entstehen, in den Buchten der Flüsse, in langsam fließenden, an Algen und Wasserpflanzen reichen Gräben usw.; im Jahre 1912 wurden zirka 570 000 Liter davon verbraucht. Zur Applikation dient eine auf dem Rücken tragbare, zirka 23 Liter fassende Gartenspritze („Myers Knapsack Sprayers", Taf. 6a), die einen zirka 2 m weit reichenden Strahl liefert: Man füllt deren Bassin mit 5- resp. 10%iger Larvizidlösung und spritzt davon so viel in das zu behandelnde Wasser, daß es zu einer Larvizidemulsion von etwa 1 : 1000—5000 wird, d. h. eine leicht milchige Trübung zeigt. Ein wesentlicher Vorteil des Larvizids gegenüber dem Petroleum ist, daß der Arbeiter ein für mehrere Stunden ausreichendes Quantum mit sich führen kann. Da die Mückenpuppen gegen das schnell unwirksam werdende Präparat widerstandsfähiger sind als die Larven, ist bei der kurzen Entwicklungszeit des Anopheles albimanus eine wöchentliche Anwendung notwendig, um Puppenbildung mit Sicherheit zu vermeiden.

Larvizid in starker Konzentration angewandt, ist übrigens ein bequemes Mittel, um sich über die Anwesenheit von Mückenlarven zu orientieren, da

---

[1]) Anm.: Über die Mückenlarven tötende Wirkung der Rohkarbolsäure siehe jedoch nächste Seite unter Nr. 3.

diese durch die Ätzwirkung (die ihnen auch das Orientierungsvermögen raubt) in Aufregung geraten und so wahrnehmbar werden.

3. Wie mir Dr. Orenstein mitteilt[1]), hat man in jüngster Zeit auch in Panama mit der dort von Wise und Minnett[2]) als Larvenvertilgungsmittel empfohlenen rohen Karbolsäure — die nach den genannten Autoren noch in 1 : 20 000 Wasser Mückenlarven tötet und in Trinkwasser praktisch ungefährlich ist — Versuche gemacht, die zu dem Resultat führten, daß die rohe Karbolsäure als Mückenbrutvertilgungsmittel unter Umständen recht brauchbar ist.

Seewasser.

Gelegentlich wurde auch der Versuch gemacht, die Mückenbrut durch Einleiten von Seewasser zu bekämpfen. Anopheles albimanus verträgt aber nach den jetzigen Erfahrungen fast konzentriertes Seewasser.

Mückenfeinde.

Auch in den Gewässern des Isthmus gibt es zahlreiche kleine Fische, die unter der Mückenbrut aufräumen. Wie Le Prince ausführt, gelingt es aber unter natürlichen Bedingungen doch immer einer Anzahl von Anopheleslarven, sich ihnen zu entziehen, so daß man sich auf die Wirksamkeit der Fische nicht genügend verlassen kann. Man zieht daher in Panama die Behandlung mit Larvizid vor, obschon die Fische, wie oben erwähnt, dadurch getötet werden. In den Wasserreservoirs der Trinkwasserleitungen und deren Zuflüssen, wo man Larvenvertilgungsmittel natürlich möglichst vermeidet[3]), leisten die Fische jedoch gute Dienste, wenn das Wasser von der die Moskitobrut schützenden Ufervegetation hinreichend freigehalten wird, und man hat hier auch Gerardinus poekiloides — die bekannten „Millions" von Barbados (vgl. auch Seite 63) — erfolgreich zur Vermehrung gebracht. Bei der gelegentlichen Behandlung der Trinkwasserreservoirs mit Kupfersulfat zwecks Algenvernichtung sterben allerdings viele der darin enthaltenen Fische ab.

---

[1]) Vergl. die Arbeit von Orenstein, „Über Rohkarbolsäure als Mückenvertilgungsmittel", die im Oktober dieses Jahres im Archiv für Schiffs- und Tropenkrankheiten erscheinen wird.

[2]) Wise und Minnett, Experiments with Crude Carbolic Acid as a Larvicide in British Guiana. Ann. trop. Med. and Parasitol. 1912, Bd. 6, Nr. 3 B., S. 327.

[3]) Siehe jedoch S. 32.

d) Eindrahten der Häuser und Töten der in diese eingedrungenen Mücken.

Auf den mechanischen Mückenschutz durch Eindrahten der
Häuser legen die Amerikaner den allergrößten Wert und alle Re-
gierungsgebäude, in denen Kanalangestellte schlafen, werden prinzipiell mit Drahtgaze geschützt. Zweifellos trägt dieser mechanische Mückenschutz sehr wesentlich zur Verminderung der Malaria
bei, zumal bei den „Amerikanern" und deren Familien, welche sich
alle seiner bedienen; von den europäischen Arbeitern machen ein
Teil und von den Negerarbeitern nur relativ recht wenige von den
ihnen gebotenen mückensicheren Quartieren Gebrauch, wie bereits
erwähnt wurde.

Orenstein[1]) schätzt auf Grund der in Gatun (an einer gemischten,
teils in ungeschützten Privathäusern, teils in geschützten Regierungsquartieren
wohnenden Bevölkerung) gemachten Beobachtungen, daß mindestens ein
Drittel der Malariafälle durch Eindrahtung vermieden werden. Wohl sicher
würde diese Zahl noch wesentlich günstiger sein, wenn die eingedrahtet
schlafenden Arbeiter ihre Abende nicht vielfach in dem ungeschützten Stadt-
abschnitt zubrächten, und wenn die Regierungsquartiere nicht dicht bei den
ungeschützten Privathäusern mit ihrer malariainfizierten Europäer- und Negerbevölkerung liegen würden, wie es in Gatun entgegen den bewährten Regeln
der Tropenhygiene der Fall ist.

Man bevorzugt in der Kanalzone die Eindrahtung der ganzen
Veranda gegenüber der der dahinter gelegenen Tür- und Fensteröffnungen, und zwar aus folgenden Gründen: 1. die Veranda ist
gewissermaßen der Wohnraum des Tropenbewohners, so daß ein
gewisser Teil davon doch eingedrahtet werden muß; je größer der
geschützte Verandaraum, desto angenehmer für die Bewohner des
Hauses; 2. die Eindrahtung der ganzen Veranda kommt in der
Anlage wegen des größeren Gazeverbrauchs zwar erheblich teurer
als die der Tür- und Fensteröffnungen, letztere wird aber wegen
des im feuchten Tropenklima so häufigen „Sichwerfen" des Holzes
leicht undicht und verursacht dadurch mehr Unterhaltungskosten; auch
ist sie schwerer kontrollierbar als die großen, übersichtlichen Flächen
der Verandaeindrahtung; 3. durch die Verandaeindrahtung kommt
in die Innenräume mehr Luft und Licht als bei der Eindrahtung
der dahinter gelegenen Tür- und Fensteröffnungen.

Die Hospitäler usw. sind daher mit Drahtschutz der ganzen rings-

---

[1]) Orenstein, Screening as an Anti-Malaria Measure. Engineering
Record, 29. Juni 1912.

um laufenden, breiten Veranden versehen (Taf. 4a u. b und Taf. 5a), an den Familienhäusern der Angestellten dagegen sieht man häufig eine relativ kleine, geschützte Veranda und im übrigen Fensterschutz, was durch die Bauart dieser Häuser bedingt wird; bewegliche, mückensichere Fenstereinsätze — die praktisch überhaupt kaum mückensicher zu machen sind und erfahrungsgemäß auch nicht regelmäßig von den Bewohnern geschlossen werden — sind in der Kanalzone überhaupt verpönt. Doppeltüren werden nur ganz ausnahmsweise benutzt, jedoch haben die Türen natürlich automatisch wirkende Türschließer; ein Netz aus grobem Eisendraht schützt den Gazebezug der Tür gegen mechanische Verletzungen. Eingehendere Angaben mit vielen praktisch wichtigen Details über die Ausführung enthält eine demnächst erscheinende Arbeit von Orenstein[1]). Im ganzen sind auf dem Isthmus mehrere tausend Häuser mit Drahtschutz versehen. Erwähnt sei noch, daß man für Arbeiter der Eisenbahnstrecke aus alten Eisenbahnwagen billige und anscheinend recht brauchbare mückensichere Wohnungen improvisiert hat (Taf. 5b).

Zur Eindrahtung benutzte man beste Kupfergaze, d. h. solche mit einem Gehalt von nicht weniger als 90 % Kupfer und nicht mehr als $\frac{1}{2}$ % Eisen; von Darling (1910 l. c.) publizierte Untersuchungen haben ergeben, daß gewöhnliche Messinggaze viel weniger haltbar ist und daß besonders geringe Mengen von Eisen schon sehr deletär wirken; für große Bestellung ist daher die genaue Kenntnis der Zusammensetzung dringend geboten. Abgesehen von der Qualität, ist die Haltbarkeit der Gaze natürlich stark von den lokalen Verhältnissen abhängig, so daß sie sich nicht mit einer runden Zahl ausdrücken läßt. An vor Witterungsfeuchtigkeit geschützten Stellen rechnet man mit einer Dauer von 3 Jahren und länger; wo sie dagegen direkt von der feuchten Seebrise getroffen wird, wird die Gaze weit schneller defekt, so daß die verschiedenen Seiten eines Hauses sich ganz verschieden verhalten können, was z. B. am Strande von Colon ganz evident ist. Haltbarer, aber auch teurer als Kupfergaze soll solche aus „Monelmetall", einer neuerdings eingeführten, mir nicht näher bekannten Nickelkomposition, sein.

Die auf dem Isthmus übliche Maschenweite der Drahtgaze ist 18 Maschen pro Zoll (2,56 cm). Gaze mit 16 Maschen pro Zoll ist nach Darlings Versuchen zwar gegen die Anophelen des Isth-

---

[1]) Orenstein, „Zur Technik der moskitosicheren Häusereindrahtung". Archiv für Schiffs- und Tropenhygiene, Oktober 1913.

mus ebenfalls ausreichend, gibt aber gegen Stegomyien und einige
andere Mückenarten nicht einen absolut sicheren Schutz; Guiteras
(Havanna) fand 16 maschige Gaze allerdings auch gegen Stegomyien
ausreichend [1]).

Eine 18-Maschen-Gaze mit 67,4 % Öffnung hindert nach den
in Panama gemachten Erfahrungen die Licht- und Luftzufuhr
praktisch nicht wesentlich, vorausgesetzt, daß sie durch häufiges
Bürsten von Schmutz und von ihren metallischen Zersetzungs-
produkten freigehalten wird und daß die Bauart der Häuser sonst
eine zweckmäßige ist.

Eine konstante Kontrolle der Mückeneindrahtungen ist natürlich unerläßlich und wird durch die Sanitätsinspektoren ausgeführt;
denn auch auf dem Isthmus hat man die Erfahrung gemacht, daß
eine schadhafte Eindrahtung direkt zur Mückenfalle wird, indem
die Mücken zwar in das Haus hinein, aber nicht wieder heraus-
gelangen.

Um die in die Häuser eingedrungenen Mücken — und absolut
zu vermeiden ist ihr Eindringen in der Praxis ja kaum — zu töten,
werden jeden Morgen Arbeiter in die eingedrahteten Arbeiterquartiere usw. geschickt, welche die vorhandenen Mücken mit Chloro-
form resp. Cyankali enthaltenden Glasröhren in bekannter Weise
von den Wänden wegfangen (Fig. 1) resp. sie mit einer aus Drahtgaze hergestellten „Fliegenklatsche" töten [2]).

Dies tägliche Wegfangen der Mücken hat sich auf dem Isthmus
als ein treffliches Malariabekämpfungsmittel erwiesen: die Anophelen,
die sich an einem in dem betreffenden Raume schlafenden Gameten-
träger infiziert haben, werden in den ca. 9—12 Tagen, bis sie
infektiös werden, voraussichtlich weggefangen sein, wofür die von
Darling [3]) ausgeführten Kontrollen sprechen.

Da das Fangen der Mücken durch die schnell eingeübten
Arbeiter fast nichts kostet, scheint diese Maßregel auch für
unsere Kolonien recht empfehlenswert, und ich möchte die

---

[1]) Die Maschenweite ist allerdings nicht nur von der Anzahl der pro Zoll
vorhandenen Öffnungen abhängig, sondern auch von der Stärke des Drahtes,
wodurch diese Verschiedenheit der Angaben vielleicht ihre Erklärung findet.

[2]) Die oben (S. 23) erwähnten reusenartigen Mückenfallen, die in die Drahtgaze der geschützten Häuser einsetzbar sind, sieht man hier und da in Gebrauch,
sie dienen aber hauptsächlich für experimentelle Feststellungen; Anopheles-Aus-
räucherungen werden nur in besonderen Fällen ausgeführt.

[3]) Darling, Studies in relation to Malaria. l. c.

Aufmerksamkeit ganz besonders darauf richten. Am wirksamsten wird der Mückenfang natürlich in eingedrahteten Häusern sein, da in nicht geschützten ein Teil der infizierten Anophelen das Haus wieder verlassen wird, um am nächsten Abend zurückzukehren: ein Versuch in Panama hat aber gezeigt, daß das tägliche Wegfangen der Mücken auch in einem ungeschützten Zeltlager, wo es von Anophelen wimmelte, augenscheinlich sehr wirksam gegen

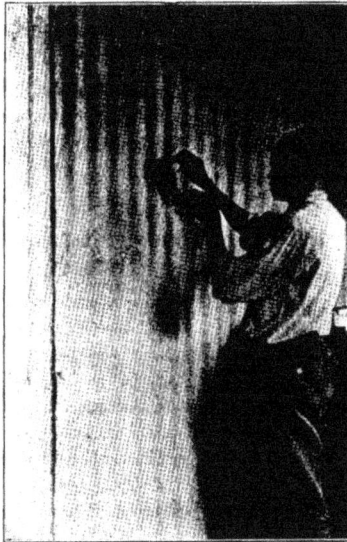

Fig. 1.
Fang der in die Häuser eingedrungenen Mücken mit dem Chloroformröhrchen.
(Nach einer Photographie von Dr. Orenstein.)

Malariainfektionen war. Durch weißen Anstrich der Wände wird das Auffinden der Mücken sehr wesentlich erleichtert. Wahrscheinlich läßt sich mit Hilfe der „Giemsaschen Mückenspritze" die Vertilgung der eingedrungenen Mücken noch schneller und sicherer erreichen als durch das primitive Fortfangen mit Röhrchen und Klatsche; jedenfalls sind die von Manteufel auf Anregung Nochts mit der Giemsaschen Mückenspritze in ostafrikanischen Eingeborenenhäusern angestellten Versuche recht befriedigend ausgefallen.

Gelbfieber.

In den ersten zwei Jahren der amerikanischen Tätigkeit kamen noch ziemlich zahlreiche Gelbfieberfälle auf dem Isthmus vor, was bei den ursprünglich dort herrschenden sanitären Verhältnissen und der großen Zahl der nichtimmunen Neuankömmlinge nicht zu verwundern ist. So erkrankten in einer vom Juli 1904 bis Dezember 1905 andauernden Gelbfieberepidemie 264 Personen, von denen 84 starben. Seit Mai 1906 ist dagegen dank den energisch durchgeführten Bekämpfungsmaßregeln überhaupt kein in der Kanalzone akquirierter Gelbfieberfall mehr vorgekommen, sondern nur einige isoliert bleibende, eingeschleppte Fälle [1]). Die Stegomyienbekämpfung wird trotzdem natürlich eifrig fortgesetzt, und nach einer Angabe von Orenstein sollen in der Kanalzone Stegomyien jetzt äußerst selten geworden sein; doch gilt dies für die Stadt Panama nicht in gleichem Maße, denn dort sind die Stegomyien noch ziemlich zahlreich vorhanden, wie ich aus eigener Erfahrung bestätigen kann.

Obgleich die Nordamerikaner die großen hygienischen Reformen in Panama und Cuba — in denen sie, wie oben erwähnt, nicht volle Souveränitätsrechte besitzen — energisch durchsetzten, so scheinen sie doch bei der Mückenbekämpfung, wo sie von Fall zu Fall mit den einheimischen Behörden zu rechnen haben, auf Schwierigkeiten zu stoßen[2]). Jedenfalls gibt es in der Stadt Panama noch Stegomyien in ziemlicher Anzahl, wenn schon damit nicht gesagt sein soll, daß die Gefahr einer neuen Gelbfieberepidemie besteht, da es voraussichtlich auch in Zukunft wie bisher unter nordamerikanischer Regie gelingen wird, die Stegomyienanzahl unter der Höhe des „Gelbfieberpegels" zu halten und einzelne eingeschleppte Fälle rechtzeitig durch energische Maßregeln unschädlich zu machen. Eine rigorose Schiffskontrolle und Quarantäne sucht ferner der Einschleppung neuer Fälle vorzubeugen. Die gefährlichste Gelbfieberquelle für Panama ist der Haupthafen von Ecuador, Guayaquil; jüngst wurde er von einer nordamerikanischen Kommission unter Dr. Gorgas besucht, um sich über eine eventuelle Assanierung des Platzes zu orientieren. Ohne gelinden Nachdruck von seiten der am Panamakanal interessierten Staaten wird eine solche aber wohl sicher nicht geschehen, denn die Eingeborenen von Guayaquil scheinen in dem Gelbfieber — gegen das sie ja selbst immun sind — einen ihnen nicht unwillkommenen Umstand zu sehen, um die fremde Konkurrenz fernzuhalten.

Die indische Regierung ist sich offenbar der großen Gefahr bewußt,

---

[1]) Der Rapport von 1911 erwähnt zwei, der von 1912 einen Todesfall an „akuter gelber Leberatrophie"; vergleiche jedoch hierzu den Bericht aus Havanna, S. 62, Anm. 1.

[2]) Anm. bei der Korrektur: Seit dem 1. Mai 1913 sind jedoch neue Sanitätsreglements für Panama eingeführt, wodurch eine striktere Handhabe der Mückenbekämpfung unter amerikanischer Kontrolle garantiert ist.

welche eine Verschleppung des gelben Fiebers infolge des Panamakanalverkehrs für den ganzen Osten bedeuten würde, und hat daher im vorigen Jahre den bekannten Malariaforscher Dr. James zum Studium der Frage nach Panama und Guayaquil entsandt. Auch unsere deutschen Südseebesitzungen sind vielleicht gefährdet, und indirekt (durch Indien) auch Ostafrika. Nicht gleichgültig ist in diesem Zusammenhange natürlich die Frage, ob tatsächlich nur Stegomyia calopus oder auch die anderen weitverbreiteten Stegomyiaarten das Gelbfieber übertragen können.

Abgesehen von der bereits besprochenen allgemeinen Mückenvertilgung, durch die ja auch die Stegomyien teilweise mit betroffen werden, werden mit besonderer Rücksicht auf letztere noch folgende Maßregeln getroffen:

Häuser, die selbst eine Wasserleitung besitzen, oder solche, denen in einem Umkreis von ca. 100 Metern eine öffentliche Wasserversorgungsstelle zur Verfügung steht, dürfen überhaupt keine Wassertonnen usw. haben, weiter davon entfernte nur gegen Mücken geschützte; das Sanitätsdepartement liefert für solche Häuser das Material zur Eindrahtung je eines Wasserbehälters. Die früher übliche Eindrahtungsmethode war folgende: Die Öffnung der Tonne wurde mit einer 18 Maschen pro Zoll weiten Kupferdrahtgaze bedeckt, auf die zum Schutz der Einlaufsöffnung gegen mechanische Insulte ein Stück weitmaschigen Geflechtes aus galvanisiertem Eisendraht gelegt wurde; darüber kam ein Holzdeckel mit 15—20 cm weiter, zentraler Öffnung, und das Ganze wurde mit Nägeln befestigt. Neuerdings verschließt man die Faßöffnung mit einem viereckigen, oben aufgenagelten Brette, das nur in der Mitte eine mit Moskitodraht geschützte Einflußöffnung besitzt (Fig. 2); in ca. 5 cm vom oberen Rande ist eine mit Moskitogaze geschützte Überlaufsöffnung (auf der Fig. 2 nicht sichtbar) angebracht. Diese Vorrichtung ist haltbarer als die früher benutzten großen Flächen Moskitogaze. Die Wasserfässer besitzen natürlich unten Zapfhähne.

Wie Orenstein in einer Publikation[1]) angibt, werden Dachrinnen — mit Ausnahme von kurzen, gut abfließenden Rinnen über den Eingängen — nicht gestattet[2]).

Bei Gelbfieberfällen wird in der ganzen Nachbarschaft des Erkrankten auf das rigoroseste mit Stegomyienausräucherungen

---

[1]) Orenstein, Sanitary Inspection of the Canal Zone. American Journal of Public Health, März 1912.

[2]) Auch bei Hütten, die auf Regenwasserreservoirs angewiesen sind, genügt ein Stück Wellblech, um bei den starken Regenfällen die Fässer zu füllen.

vorgegangen. Zur Räucherung dient Schwefel, und zwar rechnet
man 5 Pfund auf 1000 Kubikfuß, also ca. 1 kg auf 12 Kubikmeter
Luftraum — d. h. mehr als doppelt soviel wie in Havanna und sonst
— und man läßt die Dämpfe 2—4 Stunden lang einwirken. Mit
Pyrethrum hatte man so schlechte Erfolge, daß man einen noch
davon vorhandenen größeren Vorrat unbenutzt liegen läßt; ich
möchte vermuten, daß es sich nur um eine schlechte Marke der

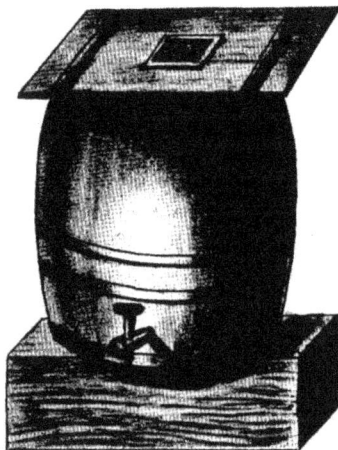

Fig. 2.
Mückensichere Regenwassertonne (Kanalzone).

so selten in guter Qualität erhältlichen Droge gehandelt hat, da die
von Mühlens (l. c.) in der Nachbarschaft von Hamburg mit Pyrethrum
(Fabrikat Riedel) vorgenommenen Ausräucherungen stets vortreffliche Erfolge erzielten.

Pest.

Außer durch strikte Quarantänemaßregeln gegen die südameri-
kanischen Häfen, von wo gelegentlich Fälle eingeschleppt werden,
sucht man der Pestgefahr in bekannter Weise durch Vernichtung
der Ratten mittels Fallen und Gift vorzubeugen. Am besten bewährt haben sich auch hier Phosphorpräparate und Arsenik, während man mit Bakterien keine guten Erfolge hatte; ein häufiges
Wechseln mit den Fallenkonstruktionen und der Form der Gift-
applikation hat sich als notwendig erwiesen, da die Ratten die
ihnen drohende Gefahr schnell vermeiden lernen.

Ferner wird verlangt, daß alle Häuser entweder zementierten Untergrund besitzen oder auf wenigstens drei Fuß hohen Pfählen errichtet werden. Diese Maßregeln sollen übrigens nicht nur die Rattenplage einschränken, sondern es soll auch vermieden werden, daß der Raum unter den Häusern zu für die Mückenbekämpfung unzugänglichen Brutplätzen (besonders für Stegomyien) wird. Häuser, die solchen Anforderungen nicht entsprechen, werden auch in Colon und Panama polizeilich geschlossen.

Pneumonie.

Während die Malaria die meisten Erkrankungsfälle unter den Kanalangestellten hervorruft, ist es die Pneumonie, welche die meisten Todesfälle verursacht, wie dies aus der Tabelle 2, Seite 17, hervorgeht.

Die hohe Pneumoniemortalität wird durch die Schwere ihres Verlaufes bei Negern, die vor allem darunter zu leiden haben, bedingt. So starben im Jahre 1911 von Kanalangestellten an Pneumonie im ganzen 94 (90 von 374 deshalb in Hospitalbehandlung aufgenommen Fällen); unter den Toten waren aber nur neun Weiße, und da die Anzahl der Negerarbeiter nur die dreifache der weißen war, ergibt sich, daß von den Farbigen relativ etwa dreimal mehr an Pneumonie starben als von den Weißen. 1912 entfielen von 57 Pneumonietodesfällen sogar nur 3 auf Weiße, was eine sechsmal größere Pneumoniemortalität für die Neger ergibt. Die schlimmsten Pneumoniejahre waren 1906—1907; damals war nicht nur die Erkrankungsziffer besonders groß, sondern auch die Mortalität eine ungewöhnlich hohe und betrug nach den von Deeks[1]) im Ancon-Hospital behandelten Pneumoniefällen bei den Weißen 20 %, bei den Farbigen je nach ihrer Heimat 22—58 %, im Mittel 37 %.

Bemerkenswert ist, daß sowohl 1906 als auch 1911 — wie weit auch in den anderen Jahren, ist mir nicht bekannt — es fast ausschließlich die frisch importierten westindischen Neger waren, die betroffen wurden. Ein interessantes Analogon hierzu ist die vielfach im deutschen Südseegebiet gemachte Beobachtung, daß einige Zeit nach der Ankunft von Europäerschiffen auf sonst isolierten Inseln schwere „influenzaartige" Lungenerkrankungen mit hoher Mortalität ausbrachen. Wie Deeks[2]) mitteilt, waren auch

---

[1]) Deeks, Pneumonie on the Isthmus of Panama. Medical Record, 3. Oktober 1908.

[2]) Siehe Anmerkung 1.

1906—1907 influenzaartige Erkrankungen, besonders unter den Neuankömmlingen, häufig, und Darling kam damals auf Grund seiner
Farbigen-Sektionen zu dem Schluß, daß die durch die Influenza
hervorgerufene Entzündung der Schleimhäute der akzessorischen
Nasenräume diese für den Eintritt der Pneumonokokken empfäng-
licher mache.

Typhus abdominalis.

Nach Deeks und James ist die Disposition für Typhus bei
Amerikanern, Europäern und Negern etwa die gleiche. Die Anzahl der Typhusaufnahmen im Ancon-Hospital von 1905—1909
betrug 1043 (gegenüber 1283 Pneumoniefällen). Das Reportjahr
1911 gibt für Typhus 68 Hospitalfälle Kanalangestellter an, von
denen 10 starben (14,7 %); von letzteren waren 8 Farbige, die nach
einer Notiz von Downes[1] zwar in relativ nur unerheblich größerer
Menge an Typhus erkranken als die Weißen, jedoch infolge geringer
Widerstandskraft in stärkerem Maße daran sterben. 1912 kamen
nur 30 Typhusfälle Kanalangestellter zur Hospitalbehandlung mit
3 Todesfällen; unter den vier in diesem Jahre überhaupt konsta-
tierten Typhustodesfällen Kanalangestellter betrafen drei Farbige.

Die Tabelle 2 auf Seite 17 enthält die jährlichen Mortalitätszahlen, wonach seit 1908 eine konstante Abnahme der Typhus-
todesfälle zu verzeichnen ist[2]. Über die Wasserversorgung auf
dem Isthmus siehe Seite 46.

Dysenterie.

Die unregelmäßig auf- und absteigende Anzahl der jährlichen
Dysenterietodesfälle unter den Kanalangestellten ist aus der Tabelle 2, Seite 17, ersichtlich.

Amöbendysenterie (Tetragena) scheint viel häufiger als bazilläre
Dysenterie (Shiga und His u. Russel[3]) zu sein. So führt der
Rapport 1912 von den hospitalkranken Angestellten auf:

---

[1] Downes, A Study of the Water Supply of the Isthmus of Panama.
Proceedings of the Canal Zone medical Association, 1910.

[2] Eine Arbeit von Brown (A brief Review of some of the work done
in Ancon hospital, Canal Zone, on typhoid and allied fevers, Proceedings of
the Canal Zone medical Association, 1909) bringt einschlägige bakteriologische
Untersuchungsbefunde.

[3] Darling und Bates, Bacillus Dysenteriae recovered from the
peripheral Blood and Stools of Cases in Panama. Proceedings of the Canal
Zone medical Association, 1910—1911.

35 Fälle von Amöbendysenterie mit 2 Todesfällen,
  2 „   „ bazillärer Dysenterie mit 1 Todesfall,
157 „klinische" Fälle von Dysenterie mit 4 Todesfällen.

In letztere Gruppe würde unter anderem nach persönlichen Mitteilungen von Dr. Darling eine von ihm bei chronischer Nephritis farbiger Arbeiter beobachtete Form fallen, bei der kein spezifischer Erreger gefunden wurde.

Speziell von der Amöbendysenterie wäre zu bemerken, daß sie gleichmäßig Europäer, Amerikaner und Farbige befällt und daß sie disseminiert auftritt. Deeks gibt gegen Amöbendysenterie außergewöhnlich hohe Dosen Bismutum subnitricum (bis zu 3 Drachmen 5—6 mal pro die, d. h. über 50 g pro Tag) und rühmt davon treffliche Erfolge; die chirurgische Behandlung (Appendikostomie und Zökostomie) wird gelegentlich ebenfalls ausgeführt[1]).

Andere Erkrankungen.

An Tuberkulose starben nach dem Jahresrapport 1912 70 Kanalangestellte, und zwar mit Ausnahme von vier Fällen farbige Arbeiter; bei der größtenteils ja ebenfalls aus Farbigen resp. Mischlingen bestehenden „Zivilbevölkerung", die nur etwas mehr wie doppelt so stark ist als die Kanalangestellten, kamen jedoch 316 Tuberkulose-Todesfälle vor, und 1911 war die stärkere Tuberkulosesterblichkeit der „Zivilbevölkerung" (und auch der farbigen Kanalangestellten gegenüber den weißen) noch ausgesprochener.

Rekurrens wird ab und zu auf dem Isthmus bei Kanalarbeitern beobachtet, kommt jedoch für die Epidemiologie praktisch nicht in Betracht, so daß ich nicht näher darauf einzugehen brauche. Die Spirochäte ist von Darling[2]) eingehend studiert worden.

Frambösie ist selten, ebenso Orientbeule; Gangosa wurde nicht beobachtet; in der Leproserie befanden sich Ende 1912 48 Patienten, darunter 3 Weiße, aber keine Kanalangestellten.

Eine auffallend geringe Rolle spielen Helminthenkrankheiten. Ankylostomiasis (A. duodenale und Necator americanus) kommt

---

[1]) Deeks und Shaw, The Treatment of amebic Dysentery, Proceedings of the Canal Zone medical Association, 1909, S. 63, und Herrick, The surgical Treatment of very severe and late Cases of amebic Dysentery. Ibid. 1909, S. 71.

[2]) Darling, The Relapsing Fever of Panama. Archives of Internal Medicine, 1909, Bd. 4, S. 150—185.

zwar vor, breitet sich aber in den Arbeiterquartieren offenbar nicht
aus, da für gute Klosetteinrichtungen gesorgt ist (vgl. Seite 45 ff.) und
die Arbeiter Stiefel tragen. Nach dem Jahresrapport 1912 wurden nur
57 Kanalangestellte wegen Ankylostomiasis in den Hospitälern behandelt; ein Todesfall kam unter ihnen nicht vor, während von der „Zivilbevölkerung" eine Person (für 1911 werden 7 angegeben) an Ankylostomiasis starb. Da die Negerarbeiter aus zum Teil mit Ankylostomiasis stark verseuchten Gegenden stammen, dürfte die Anzahl
der Parasitenträger unter ihnen aber nicht gering sein; so fand denn
auch Darling[1]) bei seinen Stuhluntersuchungen in der Irrenstation
des Ancon-Hospitals von den Westindiern 37,9 % mit Ankylostomen
infiziert, und auch bei den Weißen (hauptsächlich Spaniern) war
dies in 25 % der Fall[2]). Es handelt sich bei den Arbeitern aber
um kräftige, gut genährte Leute, bei denen Symptome bei leichter
Ankylostomeninfektion in der Regel ja fehlen.

Bilharziose wird nur ganz gelegentlich beobachtet und fast
ausschließlich als Darmbilharziose; genauere Angaben enthält eine
Arbeit von Brayton[3]). Andere Trematodeninfektionen wurden nie
beobachtet.

Auch die übrigen Helminthenerkrankungen spielen, wie aus
der eben zitierten Arbeit Darlings hervorgeht, keine größere
Rolle[4]).

Nach einer Notiz von Gorgas aus dem Jahre 1907 waren für
Beriberi angesprochene Fälle in den ersten Jahren der amerikanischen Tätigkeit auf dem Isthmus sehr häufig, aber 1907 bereits
nur auf die Stadt Panama beschränkt. Der Jahresrapport 1911
verzeichnet für diese Stadt immerhin noch 40 Beriberitodesfälle; für
1912 deren 11.

---

[1]) Darling, The Intestinal Worms of three hundred insane patients
detected by special methods. Bulletin de la Soc. de Pathologie exotique,
1911, Bd. 4, Nr. 5, S. 334.

[2]) Das deutet darauf hin, daß in Spanien Ankylostomiasis vielleicht
viel häufiger sein dürfte, als man annimmt. Allerdings sind die von Darling angewandten Stuhluntersuchungsmethoden weit genauer als die sonst
üblichen, so daß man seine Prozentzahlen nicht ohne weiteres mit den
durch einfache Objektträgeruntersuchungen gewonnenen vergleichen darf.

[3]) Brayton, Bilharziasis in the New World. Proc. of the Canal Zone
Med. Assoc., 1909, S. 7.

[4]) Worauf sich die im Rapport 1912 angeführten, in der Stadt Panama
durch „andere Darmparasiten" (d. h. exklusive Ankylostomum, Askaris und
Dysenterieamöben) verursachten sieben (1911 zwölf) Todesfälle beziehen,
ist leider nicht ersichtlich.

Pellagra verursachte 1912 23 Todesfälle bei der Zivilbevölkerung; bei den Kanalangestellten kamen 7 Fälle zur Hospitalbehandlung mit tödlichem Ausgange in einem.

Allgemeine Hygiene.

Wohnung.

Die Anlage der Ortschaften in der Kanalzone findet zwar im allgemeinen nach dem Gesichtspunkte statt, die Ansiedelungen der Amerikaner von denen der übrigen Kanalangestellten und andererseits die geschützten Arbeiterquartiere von den Häusergruppen der „Zivilbevölkerung" getrennt zu halten; es wurde jedoch bereits Seite 33 bemerkt, daß der Abstand nicht immer groß genug gewählt ist.

Über die Unterbringung der Kanalangestellten in mückensichere Regierungsquartiere wurde ebenfalls bereits (Seite 9, 10 u. 33ff.) das Wichtigste bemerkt. Die von dem Gros der Arbeiter bevorzugten Zivilquartiere sind zwar schlecht und überfüllt, sie besitzen jedoch obligatorisch Wasserleitung und Sielanschluß und haben natürlich wie alle Häuser in der Kanalzone und den Städten Panama und Colon auch den Bauvorschriften in bezug auf Rattenschutz usw. zu genügen (siehe Seite 41)[1]).

Über die Regierungshotels siehe Seite 49.

Abfallbeseitigung.

Die Abfallbeseitigung wird von den Sanitätsinspektoren überwacht. Das Müll wird täglich in Verbrennungsapparaten (Fig. 3), die z. T. auch aus Eisenbahnschienen improvisiert werden, verbrannt oder es wird vergraben; Stallmist wird ebenfalls verbrannt, vergraben oder in genügender Entfernung von menschlichen Wohnungen abgeladen. Für tägliche Entleerung der Mülleimer und ihre Desinfektion wird gesorgt. Diese Maßregeln richten sich hauptsächlich auch gegen die Fliegenbrut; das Sanitätsdepartement sucht außerdem die Bevölkerung durch populäre Merkblätter für die Vernichtung der Fliegen unter Hinweis auf deren Gefährlichkeit als Krankheitsüberträger zu interessieren.

Die Abwässer werden in die Flüsse geleitet; zur Trockenzeit ist bisweilen Desinfektion mit Chlorkalk notwendig.

Die Feldklosetts (Fig. 4) bestehen aus kleinen, gezimmerten

---

[1]) Bei den meist äußerst primitiven Hütten der ländlichen Eingeborenenbevölkerung des Isthmus — deren sich die meisten Negerstämme in Afrika sicher schämen würden — kann von irgend welchen „Bauvorschriften" natürlich überhaupt keine Rede sein.

Häuschen mit Sitzeinrichtungen (nicht Hockeinrichtungen), die sich leicht von einer nicht mehr benutzten Abtrittsgrube über eine neue setzen lassen. Um Fliegen fernzuhalten, ist der Klosettdeckel so angebracht, daß er von selbst wieder zufällt, d. h. wenn es die Arbeiter nicht vorziehen, den unbequemen Klappdeckel mit einem Stein usw. festzuklemmen; außerdem werden die Abtritte mindestens alle zehn Tage mit Rohpetroleum behandelt.

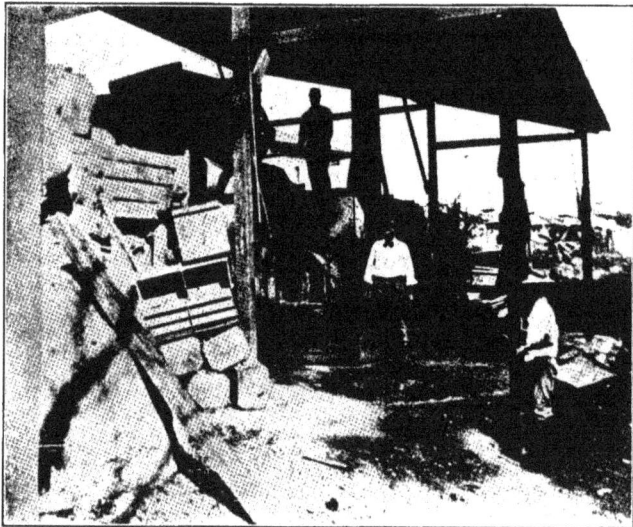

Fig. 3.
Müllverbrennungsapparat in der Kanalzone.

Wasserversorgung.

Sechs Wasserwerke versehen die Kanalzone und die Städte Colon und Panama mit gutem Trinkwasser. Es sammelt sich in Stauungsanlagen resp. Seen, deren Zuflußgebiet nicht betreten werden darf; durch Entfernung der Vegetation und Einsetzon von Fischen werden sie, wie bereits oben ausgeführt, von Mückenbrut möglichst freigehalten. Das an Eisen und organischen Substanzen reiche Wasser wird durch Klären mit Aluminiumsulfat resp. Filtrieren gereinigt. Eine Arbeit von Downes[1] bringt detaillierte Angaben.

[1] Downes, A Study of the Water Supplies of the Isthmus of Panama. Proceedings of the Canal zone Medical Association 1910.

Bei der großen räumlichen Ausdehnung der Kanalarbeiten können natürlich nicht alle Plätze, an denen sich Angestellte aufhalten, mit Wasserleitung versehen sein, so daß man vielfach mit

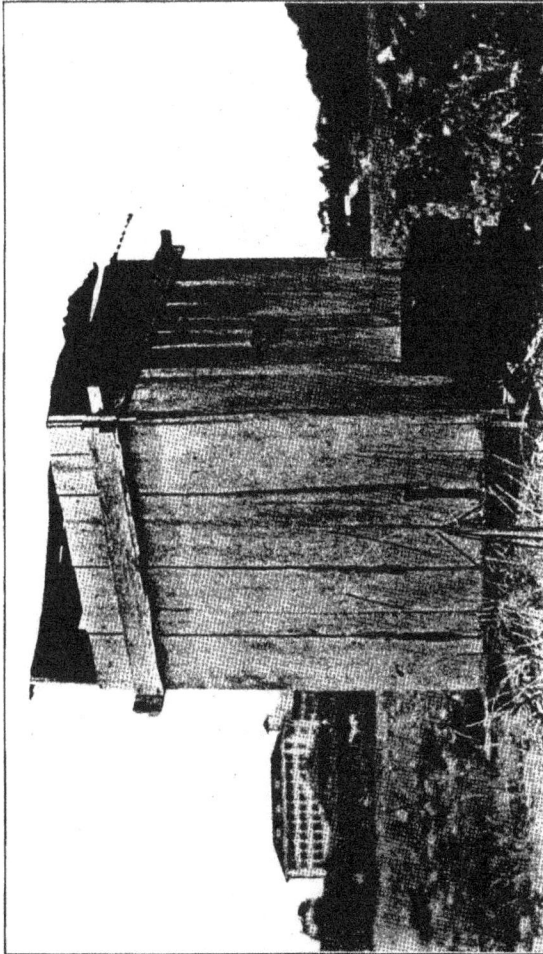

Fig. 4. Transportables Feldklosett (Kanalzone).   (Nach einer Photographie von Dr. Orenstein.)

dem an Ort und Stelle sich bietenden Wasser vorlieb nehmen muß. An einigen Plätzen hilft man sich auch mit destilliertem Flußwasser.

Die relativ geringe Anzahl der Typhuserkrankungen spricht dafür, daß die Wasserversorgung eine gute ist. Beiläufig erwähnt sei eine einfache und dabei hygienisch einwandfreie Trinkvorrichtung der spanischen Arbeiter. Diese benutzen zum Trinken ein gestieltes, seitlich nahe dem Boden mit einem Loch versehenes Blechgefäß, aus dem sie sich den Wasserstrahl direkt in den Mund laufen lassen (Fig. 5). In den Eisenbahnwaggons, Hotels usw. findet man die jetzt vielfach in Nordamerika eingeführten papiernen Trinkbecher, die nach der Benutzung fortgeworfen werden.

Verpflegung und Equipierung (Subsistance Departement).

Für die europäischen Arbeiter bestehen 17 Speiseanstalten, in denen, wie bereits erwähnt, für Spanier und Italiener je nach ihrem Nationalgeschmack zubereitete Speisen dreimal täglich verabreicht

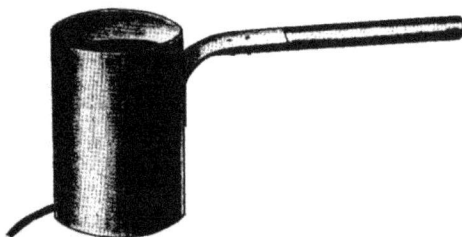

Fig. 5. Trinkgefäß der spanischen Kanalarbeiter.

werden. Die Speiseanstalt, die ich besuchte, machte einen trefflichen Eindruck; das Essen war reichlich und schien gut zu sein, jedenfalls besser, als es sich die Erdarbeiter in ihrer Heimat wohl leisten können. Der Verpflegungspreis beträgt pro Tag 40 Cent, ein in Anbetracht der hohen Löhne niedriger. Eine grobe Schätzung nach der Anzahl der monatlich verabreichten Portionen würde ergeben, daß etwa die Hälfte der europäischen Arbeiter ihre Mahlzeiten in den Speiseanstalten einnehmen.

Für die Neger bestehen 16 Essenausgabestellen, von denen sie ihre Mahlzeiten abholen. Sie zahlen pro Tag 27 Cent. Von den Negern macht aber nur ein verschwindender Bruchteil davon Gebrauch, denn die monatlich ausgegebenen ca. 100 000 Portionen reichen bei täglich drei Mahlzeiten ja nur für 1100 Mann, während über 36 000 farbige Arbeiter vorhanden sind. Diese Anstalten können daher zur Hebung des Ernährungszustandes der Neger kaum wesentlich beigetragen haben[1]).

---

[1]) Den Arbeitern stehen jedoch in den Verkaufsstellen der Regierung (vgl. S. 49) billige Lebensmittel zur Verfügung.

Für die amerikanischen Angestellten sind längs des Kanals 18 Hotels vorhanden, in denen sie für 30 Cent pro Mahlzeit ein verhältnismäßig recht gutes Essen erhalten; in der „Lunchzeit" sind sie voll besetzt, und monatlich werden gegen 200000 Mahlzeiten ausgegeben.

Trotz der geringen Preise setzt die Regierung bei der Verpflegung ihrer Angestellten nicht zu, sondern macht sogar noch einen kleinen Überschuß, da natürlich alle Rohprodukte in sehr großen Mengen bezogen werden. Der Ort Christobal bei Colon enthält die Depots und die notwendigen Anstalten, wie Kühlhaus, Eisfabrik, Bäckereien usw. und natürlich auch eine Speiseeisfabrik, da „Ice-cream" bei Nordamerikanern ja nie fehlen darf. Von Christobal aus versorgt ein Zug mit 21 Waggons täglich die ganze Linie; die Waren werden den Familien der „amerikanischen" Angestellten ins Haus geliefert.

Sehr angenehm ist es, daß die Regierung außer den oben genannten Hotels in Ancon das große, für das Publikum zugängliche „Tivoli-Hotel" unterhält; es ist im Gegensatz zu den Hotels in Panama gegen Mücken geschützt und in jeder Beziehung ein Haus ersten Ranges mit vortrefflicher Küche. Obschon es keine alkoholischen Getränke verschenkt[1]) — wer solche bei den Mahlzeiten haben will, muß sie sich privatim besorgen — und obschon die Preise normale sind, soll sich das Hotel sehr gut rentieren, besonders wohl wegen der recht zahlreichen Wintergäste, die den Isthmus jetzt besuchen. Ein zweites großes Regierungshotel, das noch luxuriöser werden soll, wird zurzeit in Colon errichtet.

Die Equipierung der Angestellten mit Kleidung und sonstigen Bedürfnissen ist ebenfalls durch die Regierung geregelt, indem ihnen in 22 Hauptdepots, die in allen Dörfern und Arbeiterniederlassungen Zweigniederlagen besitzen, diese Artikel zu relativ sehr niedrigen Preisen geboten werden. Welchen Umfang diese Institutionen haben und welche Summen dadurch dem amerikanischen

---

[1]) Beiläufig bemerkt, sucht man den Alkoholkonsum unter den Arbeitern durch hohe Schanksteuer und Erteilung nur weniger Konzessionen zu beschränken (vom 1. Juli 1913 ab wird überhaupt der Verkauf von Alkohol in der gesamten Kanalzone verboten sein); am wenigsten werden wohl die ja von Haus aus nüchternen Südeuropäer konsumieren. Rückfällige Trunkenbolde — und davon gibt es bekanntlich unter den Nordamerikanern zum mindesten nicht weniger als bei uns — sollen von Goethals sans façon nach Hause abgeschoben werden, ebenso übrigens auch liederliche Frauenzimmer.

Markte zugute kommen, geht daraus hervor, daß das „Subsistance Departement", dem Verpflegung und Equipierung der Angestellten obliegt, einen Jahresumsatz von gegen 32 Millionen Mark aufzuweisen hat.

Die Zivilbevölkerung von Panama ist natürlich wenig darüber erbaut, daß ihnen das Geschäft mit den Kanalangestellten auf diese Weise entzogen wird, und dies trägt wohl nicht unwesentlich dazu bei, die Nordamerikaner bei ihnen recht unbeliebt zu machen. Jedenfalls erkennen die Panamenier — ein schier unentwirrbares Gemisch von Negern, Indianern und Weißen — die großen Kulturfortschritte, die die Amerikaner dem Lande gebracht haben, nur widerwillig an, und die ihnen an Tatkraft und Macht überlegene fremde Rasse ist ihnen augenscheinlich recht unsympathisch.

Jamaika.

Am 29. August verließ ich Colon, um mich nach Jamaika einzuschiffen, und nach zweitägiger Fahrt dampften wir in den prächtigen Hafen von Kingston ein. Die volkreiche Stadt (zirka 60000 Einwohner) ist nach dem großen Erdbeben von 1907 wieder neu erstanden, wenn schon man noch jetzt stellenweise Ruinen sieht. Sie wird, wie überhaupt Jamaika (zirka 640000 Einwohner), fast ganz von Negern bewohnt; die wohlhabenderen Engländer und sonstigen Europäer leben mit ihren Familien in einem am Fuße der Kingston überragenden „Blauen Berge" gelegenen Villenviertel und verbringen nur die Geschäftsstunden in der heißen Stadt.

Das bei weitem wichtigste Ausfuhrprodukt der Insel sind frische Bananen, deren Haine große Abschnitte der Insel bedecken. Da dieser Artikel kein langes Lagern verträgt, hat man eine begreifliche Furcht vor der Einschleppung von Gelbfieber und Pest, die durch die Behinderung des Schiffsverkehrs großen Schaden anrichten würden; wenn aber diese Seuchen sich auf der Insel nicht eingenistet haben, so ist das wohl sicher nicht einem besonders hohen Stand der dortigen Hygiene zuzuschreiben, zumal sich Hygiene und Negerbevölkerung schwer vereinen lassen. Da die Neger von Jamaika wie alle ihre westindischen Brüder sich mit einem Mindestquantum von Arbeit gern begnügen, werden auch hier, wie in Trinidad, indische Kulis importiert; diese sind zwar nicht so kräftig wie die Neger, man hat aber so wenigstens immer einen Arbeiterstamm zur Hand, auf den man sich verlassen kann, während die

Neger von der Arbeit wegbleiben sollen, wann es ihnen gerade paßt. Der konstante Import von indischen Arbeitern dürfte auf die Dauer vielleicht nicht ohne Einfluß auf die Pathologie Westindiens bleiben. Im Public Hospital zu Kingston, wohin ich Empfehlungen aus London mitbrachte, wurde ich in Abwesenheit des Chefarztes Dr. Kerr von Dr. Scott, dem Leiter des dortigen Laboratoriums, freundlich aufgenommen. Über die Krankheiten, die ich dort sah und von denen ich sonst erfuhr, wäre folgendes zu bemerken:

1. Malaria ist bei der Negerbevölkerung von Jamaika offenbar häufig. Prout[1]) bringt genauere Angaben, jedoch stützen sich die amtlichen Statistiken, die zirka ein Fünftel der jährlichen Gesamtmortalität der Insel von 22,5 pro 1000 der Malaria zuschreiben, wohl nicht auf einwandfreie Diagnosen. Prout scheint mir die wirtschaftliche Bedeutung der endemischen Malaria für die Jamaika-Neger — wenigstens nach unseren afrikanischen Erfahrungen zu schließen — zu überschätzen[2]). Seit 1908 ist man aber, jedenfalls angeregt durch eine Expedition der Liverpooler Tropenschule, dem Gedanken einer systematischen Malariabekämpfung ernstlich nähergetreten, und 1910 wurde die Summe von 5000 Pfund Sterling zu diesem Zwecke bewilligt; nach den vorliegenden Berichten (vgl. Anm. 2) hat man freilich bisher von der Trockenlegung der Sümpfe Abstand genommen, jedoch wird Chinin in Schulen gratis verteilt.

Die besser situierten Europäer in Kingston haben unter Malaria nicht zu leiden, da sie, wie erwähnt, abseits der Negerquartiere wohnen, und die weißen Kinder, die ich zu Gesicht bekam, sahen so blühend und wohl aus, wie man es nur wünschen konnte. Der deutsche Konsul, Herr Otto, der seit vielen Jahren in Jamaika ansässig ist, versicherte mir, daß die Europäer im allgemeinen sich überhaupt körperlich recht wohl dort fühlen. In den Wintermonaten wird die Insel auch von zahlreichen Fremden, besonders Nordamerikanern, als Winterkurort besucht.

2. Ankylostomiasis spielt nach den Mitteilungen, die man mir im „Public Hospital" machte, unter dem dortigen Kranken-

---

[1]) Prout, Malaria in Jamaica in: Ross, Prevention of Malaria, London 1910, S. 376.

[2]) Über die Malaria bei westindischen Negern siehe auch S. 19. Nach einem neueren Berichte (Annual Report of the Malaria Commission for the year ended 31. March 1912. Jamaica. Gov. print. Off., Kingston, cit. n. Tropical Diseases Bull. 1913, Bd. 1, S. 645) leiden die importierten indischen Kulis mehr als die einheimischen Neger an Malaria.

material keine wichtige Rolle, und der mich führende Kollege versicherte mir, daß man sie nur gelegentlich fände, obschon man darauf achte. Dies trifft aber wohl nur für die städtische (beschuht gehende) Bevölkerung zu, denn Turton [1]) betont in einer inzwischen erschienenen Mitteilung, daß er fast bei sämtlichen von ihm untersuchten farbigen Kindern ländlicher Distrikte Jamaikas Ankylostomeneier gefunden habe und daß die Ankylostomiasis dort sehr schwere soziale Schäden verursache. Es wäre auch in der Tat merkwürdig, wenn Jamaika unter den meist so stark mit Ankylostomen heimgesuchten westindischen Inseln eine Ausnahme machen sollte.

3. In dem Hospitale sah ich auch zwei Fälle, bei denen wegen Elefantiasis ein Unterschenkel amputiert war, und diese Krankheit soll überhaupt in Jamaika ziemlich häufig sein. Merkwürdigerweise hat aber Dr. Scott (der allerdings erst kürzere Zeit in Jamaika tätig ist) niemals Mikrofilarien irgend welcher Art — in Betracht kämen für Jamaika bancrofti und demarquayi — im Blute von Jamaikaleuten gefunden.

4. Bilharziose scheint nicht vorhanden zu sein, wenigstens hatte sie Dr. Scott in Jamaika nicht gesehen.

5. Von Typhus resp. Paratyphus waren einige Fälle im Hospital; die Wasserversorgung von Kingston soll einwandfreies Quellwasser liefern.

6. Einige Fälle von Pellagra wurden mir ebenfalls gezeigt.

7. Die berühmte „vomiting sickness" der Kinder von Jamaika dürfte nach persönlichen Mitteilungen von Dr. Scott häufig akute Zerebrospinalmeningitis sein [2]), daneben würden wohl auch gelegentlich Fälle von Askarideninfektion, Gastro-Enteritiden usw. unter diesem Namen beschrieben. Leider bekam ich keinen Fall zu sehen.

8. Um auch westindische Frambösiefälle kennen zu lernen, die in Kingston nicht im Hospitale waren, reiste ich nach dem auf der Nordseite der Insel gelegenen Port Antonio. Hier sollte verhältnismäßig viel Frambösie vorkommen, jedoch sah ich nur einige abgeheilte Hauterkrankungen, die mir als durch subkutane Salvarsaninjektionen geheilte Frambösiefälle vorgestellt wurden; der Anfangseffekt des Salvarsans soll gut sein, doch sollen Rezidive vorkommen.

[1]) Turton, Diskussion zu dem Vortrag von Law: A short Account of the Spread of Ankylostomiasis in British Guiana etc., Transaction of the Soc. of trop. med. and hyg., 1912, Bd. 6, Nr. 2, S. 47.

[2]) Inzwischen hat Dr. Scott Gelegenheit gefunden, dies festzustellen (Ann. trop. med. and hyg., 1913, S. 165).

Das Salvarsan zur Frambösiebehandlung wird von Staats wegen geliefert.

Das Krankenhaus von San Antonio war übrigens sehr stark überfüllt, und besonders in der Abteilung für die überaus zahlreichen an Dysenterie leidenden Inder sah es recht schlimm aus; es soll allerdings ein Neubau geplant werden.

Nach einem im gastlichen Hause des Herrn Konsul Otto verbrachten schönen und lehrreichen Abend reiste ich am 5. September — dieses Mal mit einem deutschen Schiffe, dem Atlasdampfer „Prinz Sigismund" — von Jamaika nach New York ab. Ich hatte ursprünglich beabsichtigt, von Jamaika direkt nach Santiago auf Kuba überzusetzen und von dort durch die ganze Insel per Bahn nach Havanna zu reisen; wiederum machte mir aber die Pest einen Strich durch meine Pläne, denn obschon die Pest damals in Kuba bereits erloschen war, legte die in Betracht kommende Linie noch nicht wieder in Santiago an, und trotz der freundlichen Bemühungen von Herrn Konsul Otto gelang es auch nicht, irgend einer sonstigen Schiffsverbindung nach Kuba habhaft zu werden.

Vereinigte Staaten.

In New York angekommen, benutzte ich die mir bis zum Beginn des Internationalen Kongresses für Hygiene und Demographie, dem ich als deutscher Delegierter beiwohnen sollte, verbleibende Zeit zunächst zur Besichtigung hygienischer und sonstiger in mein Spezialgebiet fallender Anlagen in der Nähe von New York, soweit mir diese von meinen früheren Reisen her noch nicht bekannt waren.

So besuchte ich die große Einwandererstation auf Ellis Island; auf eine Schilderung der rühmlichst bekannten Anlage, die jüngst durch neue Hospitalbauten noch erweitert ist, brauche ich nicht näher einzugehen, da sie schon häufig beschrieben ist.

Mückenbekämpfung in New Jersey.

Um die Mückenbekämpfungsmaßregeln im Staate New Jersey kennen zu lernen, wandte ich mich, da der mir persönlich bekannte frühere wissenschaftliche Leiter der Arbeiten, Prof. Dr. John B. Smith, inzwischen verstorben war, an die Agricultural Experiment Station in New Brunswick. Ich wurde durch diese nach dem Städtchen Elizabeth gewiesen, wo mich bei meiner Ankunft ein Automobil, das uns nach dem zirka 6 km entfernten Terrain bringen

sollte, erwartete. Mr. John O'Brien, der Chief Inspector des Anti-
moskitodienstes, ferner der Health Officer von Elizabeth, Mr. Lewis
J. Richards und Mr. Hermann H. Brehme begleiteten mich
und gaben mir in liebenswürdigster Weise jede Auskunft. Herr
Richards ist studierter Ingenieur und befaßt sich aus persönlichem
Interesse mit der Mückenbekämpfung, Herr Brehme war lang-
jähriger Mitarbeiter von Prof. Smith.

Die Mücken werden in New Jersey nicht aus sanitären Gründen
bekämpft, sondern, wie ja auch vielfach in Deutschland, deshalb,
weil sie zu einer unerträglichen Plage für die Bewohner werden.
Die bei weitem schlimmsten, denen daher auch die Hauptkampagne
gilt, sind bestimmte Kulexarten, die in den längs der ganzen Küste
von New Jersey sich hinziehenden Salzsümpfen brüten. Trotz der
großen Entfernung der Brutplätze erscheinen sie scharenweise in
Elizabeth und anderen benachbarten Städten und Sommerfrischen,
denn sie wandern 20—40 englische Meilen weit. Über ihre Bio-
logie und Bekämpfung liegen von Dr. Smith[1]) eingehende Studien vor.

Weil der zu entwässernde Küstenstreifen zu mehreren „Counties"
gehört und bei der großen Flugweite der Salzsumpfmücken der
Nutzen für die einzelnen Gemarkungen illusorisch wäre, wenn sich
die Maßregeln nur auf ihr eigenes Gebiet beschränken würden,
haben sich mehrere zu gemeinsamer Kampagne verbunden, und es
steht, wie man mir sagte, zu erwarten, daß sich auch die noch
fehlenden Gemarkungen anschließen werden.

Der zu behandelnde Sumpfstreifen, den ich bei Elizabeth besuchte, besitzt eine Breite von mehreren Kilometern und ist mit
grobem Grase bestandenes Flachland, das zur Zeit der Flut — deren
Höhe übrigens nur vier Fuß beträgt — stellenweise ein „creek-
artiges" Aussehen annimmt. Die oberflächliche Bodenschicht ist
torfig, darunter kommt jedoch bald Lehm, was insofern sehr günstig
ist, als die Oberfläche einerseits gut dräniert und die tiefausgehobenen
Gräben andererseits den nötigen Halt finden. Unter dem Einfluß

---

[1]) John B. Smith, 1. Report of the New Jersey State Agricultural
Experiment Station upon the Mosquitoes, occurring within the State, their
Habits, Life History etc., Trenton 1904; 2. The Mosquito Investigation in
New Jersey, The Popular Science monthly, Januar 1905, 3., 4., 5. Report
of the Entomological Department of the New Jersey Agricultural College Experiment Station, Trenton 1907, 1908 und 1911; 6. The New Jersey Salt Marsh
and its Improvement. New Jersey Agricultural Experiment Station Bulletin
207, 14. November 1907.

von Ebbe und Flut entleeren sich die Gräben periodisch und spülen die Mückenlarven mit fort, auch sorgen zahlreiche, in die Gräben eindringende Fische für deren Vernichtung. Die Bedingungen sind also für die Mückenbekämpfung recht günstige.

Die Entwässerungsgräben werden in einem Abstande von etwa 50—70 m voneinander angelegt und sind nur 10 Zoll (zirka 25 cm) breit bei einer Tiefe von 30 Zoll (Fig. 6). Zu ihrer Herstellung im weichen Sumpfboden dient eine speziell für dieses Gelände sehr

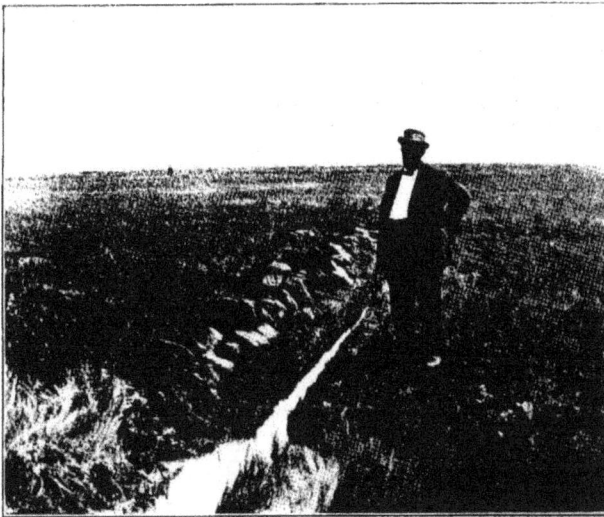

Fig. 6.
Entwässerungsgraben in den Salzsümpfen bei Elizabeth (links die mit der Grab-schaufel [vgl. Taf. 8] ausgehobenen Erdblöcke).

zweckmäßige, von zwei Mann bediente eiserne Grabschaufel, die mit einem Stich ein ganzes Grabenstück aushebt und deren Konstruktion aus den Figuren der Taf. 8 ersichtlich ist; sie ist ihrem Erfinder, Mr. Jesse P. Manaham, Red Bank, New Jersey, patentiert. Die zwei Arbeiter, die sie bedienen, sollen mit der Schaufel täglich bis 400 Fuß Graben ausheben können. Zuweilen werden auch Maschinen, die sehr wirksam sein sollen, zum Anlegen der Gräben benutzt, jedoch waren sie während meiner Anwesenheit nicht in Tätigkeit. Der ausgehobene Boden dient, wo nötig, zum Zuschütten von Tümpeln.

Eine Reinigung der Gräben findet jährlich nur einmal statt. Abgesehen von diesen Entwässerungsarbeiten, auf denen entschieden das Schwergewicht ruht, sollen auch die Straßengräben usw. petrolisiert, die Regenwasserbehälter eingedrahtet und sonst in der bekannten Weise gegen die Mückenbrut vorgegangen werden. Die Erfolge der schon vor zirka 10 Jahren stellenweise begonnenen Arbeiten sind in letzter Zeit sehr ermutigend, und man sagte mir, daß 1912 die Mückenplage viel geringer gewesen sei als sonst; ja, in Elizabeth, wo die Mücken früher unerträglich waren, seien sie fast ganz verschwunden, so daß man den Moskitodrahtschutz von den Häusern schon vielfach entferne.

Der Internationale Kongreß für Hygiene und Demographie in Washington.

Von New York begab ich mich zunächst nach Washington, um über die von mir angemeldeten Vorträge und Demonstrationen Rücksprache zu nehmen, unternahm dann einen Abstecher über Richmond V. nach Wilmington N. C. zum Studium der Ankylostomenbekämpfung (siehe weiter unten) und war rechtzeitig genug wieder in Washington, um mich zum Teil an den Verhandlungen der American Public Health Association, die bis zum Beginne des Hygienekongresses tagte, beteiligen zu können.

Über den Internationalen Kongreß für Hygiene und Demographie ist bereits ausführlich in der medizinischen Presse berichtet worden. Die Abteilung für Tropenhygiene war nach dem allgemeinen Urteil eine der interessantesten, obschon auch hier viele Kapazitäten, auf deren Kommen man gerechnet hatte, leider nicht erschienen waren. Da die Anknüpfung und Wiederauffrischung persönlicher Beziehungen und die außerhalb der Kongreßstunden stattfindendenden Aussprachen im allgemeinen fruchtbarer zu sein pflegen als die Vorträge, die man ja nachlesen kann, war dies recht bedauerlich. Von den Verhandlungen über Tropenhygiene hebe ich die Vorträge und Demonstrationen von Ross über künstliche Züchtung von Malariaparasiten, die eingehende Besprechung über die Ankylostomenbekämpfung und Orensteins Vortrag über die Assanierung am Panamakanal besonders hervor; die Ausführungen Seydelins über seinen angeblichen Gelbfiebererreger stießen auf starken Widerspruch. Ich selbst hielt einen Vortrag über Ankylostomenübertragung, einen weiteren über Mikrofilarien und brachte eine Serie von tropenmedizinischen Kinematogrammen zur Vorführung. Die mit dem Kongresse verbundene Ausstellung enthielt eine Anzahl recht interessanter Objekte, schien mir aber nicht so reichhaltig wie seinerzeit die Ausstellung des Kongresses im Reichstagsgebäude zu Berlin; man stand wohl auch unwillkürlich noch zu sehr unter dem glänzenden Eindruck der großen Dresdener Hygieneausstellung, mit der diese natürlich auch nicht entfernt vergleichbar war. Nachahmenswert ist es, daß der Eintritt auch für das große Publikum völlig frei war.

Das Bureau of Entomology.

Durch Vermittlung von Dr. Orenstein, der zugleich mit Dr. Darling als amerikanischer Delegierter der Kanalzone den Kongreß besuchte, lernte ich einige Herren von dem „Bureau of Entomology", darunter die Herren Dr. Busck, einen Dänen, und Herrn Knab kennen; letzterer arbeitet zusammen mit Dr. Dyer an einer großen Mückenmonographie, die demnächst erscheinen wird. Den beiden letztgenannten Herren verdanke ich viel Belehrung in ihren Spezialgebieten, und sie gaben mir auch Empfehlungen für Havanna. Durch sie wurde ich ihrem Chef, Herrn Dr. L. O. Howard, vorgestellt, unter dessen Leitung ein Stab von ca. 100 Dipterologen arbeitet, so daß jede kleine Insektengruppe ihren spezialistisch eingearbeiteten Vertreter hat, wie das in diesem Maße in keinem einzigen europäischen Institut der Fall ist. Die Folgen davon machen sich bereits in einer dominierenden Stellung der amerikanischen Dipterologie bemerkbar, denn bei der ungeheueren Menge der Formen kann der Insektenkundige ja nur dann erschöpfend Bescheid wissen, wenn er sich auf ein eng umgrenztes Spezialgebiet beschränken darf.

Die Ankylostomenbekämpfung in den Südstaaten.

Nach einem kurzen Abstecher nach Philadelphia — wo ich das Jefferson Medical College und das tierärztliche Institut der Universität von Pennsylvanien, an dem der bekannte Tropenforscher Karl F. Meyer als Professor der Pathologie damals tätig war, besuchte — begab ich mich nach den Südstaaten, um meine begonnenen Studien über die Bekämpfung der dort überall herrschenden Ankylostomiasis (oder korrekter „Nekator-Infektion") fortzusetzen.

Derjenige Staat der Union, wo zurzeit die hauptsächlich von Stiles inaugurierte Ankylostomenbekämpfung am energischsten durchgeführt wird, dürfte Nordkarolina sein; der ganze Staat ist verseucht, und zwar zu etwa ein Drittel der ländlichen Bevölkerung.

Hier in Nordkarolina hatte Dr. Stiles mit seinen Assistenten zu Wilmington in einem Zeltlager sein Standquartier aufgeschlagen, doch war, als ich im September meinen Besuch dort machte, die Hauptkampagne, die in die Sommermonate fällt, bereits vorüber; in Wilmington wurden auch die eingesandten Stuhlproben (wenn sie wegen zu großer Anzahl von den Ankylostomen-Ärzten der einzelnen Distrikte nicht bewältigt werden können) nach einer bequemen Zentrifugiermethode untersucht.

Durch die freundliche Vermittlung von Dr. Stiles, der mir schon von einem früheren Besuche in Amerika bekannt war (resp. durch Dr. Ferrel, an den er mich empfahl), fand ich aber auch Gelegenheit, die Ankylostomenbekämpfung praktisch in Tätigkeit zu sehen und zwar in einem Dorfe bei Donnaha (nahe Greensborough N.C.).

Durch geschickte populäre Aufrufe sucht man das Interesse der Bevölkerung für die Ankylostomenbekämpfung zu wecken. Man ist natürlich bestrebt, möglichst viele Individuen zu untersuchen, um nicht nur die Kranken zu heilen, sondern auch die Parasitenträger unschädlich zu machen, und die gebildeten und einflußreichen Leute werden bewogen, mit gutem Beispiel voranzugehen, um den passiven Widerstand der ungebildeten und indolenten Bauern zu überwinden. Die Untersuchungen, denen ich beiwohnte, fanden auf der Veranda eines kleinen Hauses statt, wo Dr. Pridgen, der als Wanderarzt für die Ankylostomenbekämpfung den Ort allwöchentlich einmal besucht, nebst seiner Gemahlin die eingelieferten Stuhlproben mikroskopierte und dann Thymol in Kapseln zur ambulatorischen Behandlung verteilte; da bereits eine Reihe von Wochen in dem Orte gearbeitet war, hatten sich allerdings nur wenige Leute eingefunden. In einem Zimmer des Hauses waren über die Wurmkrankheit belehrende Tafeln aufgehängt, darunter auch Abbildungen zweckmäßiger Abtritte, die sehr notwendig sind, da die ländliche Bevölkerung der Südstaaten solche bisher als einen überflüssigen Luxus betrachtet; eine von Dr. Ferrel zusammengestellte Broschüre enthält genau ausgearbeitete Vorschläge für Abortanlagen. Außerdem sucht man auch natürlich auf das Tragen von Stiefeln hinzuwirken, das sich als ein so wichtiges Schutzmittel gegen die Ankylostomiasis bewährt hat.

Die Behandlung der Ankylostomenkranken durch die Ärzte der „Hookworm-Commission" ist vollkommen unentgeltlich, und in Florida sollen auch an Privatärzte für die Behandlung unbemittelter Ankylostomenkranker Vergütungen gezahlt werden.

Trotz der hierfür von der Regierung und Privaten (Rockefeller) gespendeten großen Summen wird unter den obwaltenden, recht schwierigen Verhältnissen wohl noch manches Jahr vergehen, bis es gelingt, der Ankylostomen — die man für einen der Hauptgründe des wirtschaftlichen Tiefstandes der Südstaaten betrachtet — wirklich Herr zu werden.

Havanna.

Von Nordkarolina aus begab ich mich über Key-West nach Havanna, wo ich vom 6. bis 10. Oktober zubrachte.

Die malerisch um den geräumigen Hafen gruppierte Stadt von über 300 000 Einwohnern[1]) macht mit ihren meist engen Straßen und den mehrstöckigen flachdachigen Steinhäusern und ebenso auch in ihrem ganzen Leben und Treiben den Eindruck einer alten südeuropäischen Metropole; sie trägt keineswegs ein „koloniales" Gepräge, wenigstens wenn wir dabei an unsere deutschen Kolonien denken. Da die ganze Insel zirka 2 300 000 Einwohner zählt, beherbergt die Hauptstadt über ein Zehntel der gesamten Untertanen der Republik Kuba. Neben dem vorherrschenden spanischen Element — die Neger treten auf Kuba weit mehr zurück als sonst in Westindien — macht sich in Havanna der nordamerikanische Einfluß überall sehr deutlich bemerkbar, mehr noch als sonst in Westindien, obschon er auch in den britischen Kolonien ganz unverkennbar ist. In hygienischer Beziehung sei bemerkt, daß die Stadt jetzt eine gute Wasserleitung besitzt und daß eine neue Kanalisationsanlage im Bau begriffen ist.

Nach einem Besuche bei dem Kaiserlich deutschen Geschäftsträger, Herrn Dr. Zoepffel-Quellenstein, der mich in freundlichster Weise aufnahm, begab ich mich nach dem durch die Versuche der amerikanischen Gelbfieberkommission berühmt gewordenen Las Animas-Hospital, wo ich Dr. Guiteras und Dr. Tailor traf, an die ich Empfehlungen hatte. Dr. Guiteras, der in Amerika und dann in Deutschland unter Robert Koch studiert hat und der bekanntlich an den eben genannten Gelbfieberuntersuchungen hervorragenden Anteil nahm, ist zurzeit Direktor des gesamten Sanitätswesens der Republik Kuba, und indem er die Güte hatte, mich

---

[1]) Die Einwohnerzahl des Stadtbezirkes (Municipio de la Habana) wird im Juni-Sanitätsrapport von 1912 für den März jenes Jahres auf 353 509 Seelen geschätzt.

persönlich zu führen, sah ich in kurzer Zeit sehr viel Interessantes in Havanna; nächst ihm bin ich Herrn Dr. Agramonte, Herrn Dr. Tailor und Dr. Barnet für die mir gegebenen Informationen verpflichtet. Da mir übrigens auch der Vorzug wurde, den greisen Dr. Finlay zu sprechen und ich von Panama her Dr. Gorgas, von den Sitzungen in Washington Dr. Carter kannte, lernte ich im Laufe der Reise die meisten der Forscher kennen, deren Namen mit der Entdeckungsgeschichte der Gelbfieberübertragung verknüpft sind.

Im einzelnen wäre folgendes zu bemerken:

Organisation des Sanitätsdienstes.

Seit 1907 ist der gesamte Sanitätsdienst der Republik Kuba, dessen Regelung früher den einzelnen Kreisen überlassen war, zentralisiert, und jeder Bezirk besitzt seinen der Zentrale verantwortlichen „Kreisarzt".

An der Spitze des Sanitätswesens steht nominell der „Secretario de Sanidad y Beneficencia," welcher Mitglied des Kabinetts, also in erster Linie Politiker ist; der eigentliche Leiter, der „Director de Sanidad", ist, wie erwähnt, Dr. Guiteras. Ihm unterstehen die „Kreisärzte" und haben ihm ihre Rapporte einzureichen, die monatlich resp. alle paar Monate in einem sehr ausführlichen amtlichen Bulletin, das auch wissenschaftliche Beiträge bringt, veröffentlicht werden. Der Sanitätsdirektor ist so über den Stand der Krankheiten im ganzen Lande genau orientiert. Beim Ausbruch von Seuchen erhält er natürlich umgehend Nachricht und entsendet, wenn nötig, spezialistisch vorgebildete Kommissäre zur Sicherung der Diagnose resp. zur Bekämpfung der Krankheit; auf Einzelheiten komme ich noch weiter unten zu sprechen. Das Jahresbudget des Sanitätsdepartements beträgt für die kleine Republik 4 Millionen Dollar.

Daß diese Organisation, die mir Dr. Guiteras gelegentlich eines Besuchs im Gesundheitsamte erläuterte, nicht nur „auf dem Papiere steht", geht wohl daraus hervor, daß, wie die Tatsachen beweisen, dem Umsichgreifen von Seuchen auch wirklich schnell gesteuert wird.

Unbestreitbar ist es, daß die hygienischen Fortschritte Kubas der Intervention der Vereinigten Staaten, vor allem wohl Gorgas, zu danken sind: aber die Kubaner haben es offenbar, bisher wenigstens, verstanden, in diesen Bahnen weiterzuwandeln, auch seitdem sie seit 1909 auf eigene Füße gestellt wurden, und die mehr oder weniger versteckten Angriffe einiger Nordamerikaner auf die jetzigen Sanitätsverhältnisse in Kuba scheinen nicht gerechtfertigt zu sein. Tatsächlich ist auch seit 1905 Kuba durch die Vereinigten Staaten, respektive ihre Kolonie Portorico, mit Gelbfieber und Pest infiziert worden und nicht umgekehrt.

Daß das Sanitätswesen trotz der wenig erquicklichen politischen Verhältnisse auf der Höhe geblieben ist, ist ganz augenscheinlich zum großen Teil der Persönlichkeit von Dr. Guiteras und seiner dominierenden wissenschaftlichen Autorität zu danken.

Krankenhäuser und deren Kontrolle.

Das bereits erwähnte Las-Animas-Hospital ist zur Aufnahme von Infektionskrankheiten und vor allem auch zur Isolierung von irgendwie gelbfieberverdächtigen Fällen bestimmt. Alle Räume sind hier einzeln eingedrahtet, um eine Übertragung durch Stegomyien, auch von einem Raume zum anderen, auszuschließen; die in Kuba benutzte Mückendrahtgaze hat übrigens, wie schon Seite 36 erwähnt, nicht wie in Panama 18, sondern 16 Maschen pro Zoll, was Guiteras für ausreichend hält.

Eine für Havanna, aber auch für die anderen größeren Städte von Kuba charakteristische Einrichtung sind die von den großen klubartigen Landsmannschaften der Spanier unterhaltenen „Quintas,“ ein Mittelding zwischen Sanatorium und Krankenhaus, in denen die erkrankten Mitglieder Aufnahme finden. Havanna besitzt fünf derartige „Quintas“, und da die Anzahl der Klubmitglieder in Havanna allein gegen 60 000 beträgt, kann man es sich leisten, diese Institutionen mit allem erdenklichen Krankenkomfort auszustatten, so daß ich über den Luxus, den ich dort sah, erstaunt war. Weil die Mitglieder in ihren Quintas die Herren sind, soll zum Schaden der Patienten die Krankendisziplin allerdings zu wünschen übrig lassen. In einer Beziehung unterstehen sie aber gleich den anderen Hospitälern einer wichtigen Kontrolle: indem alle fiebernden Aufnahmen in mückensicheren Räumen (die überhaupt in keinem Krankenhaus Kubas fehlen dürfen) isoliert werden müssen, bis ein die Krankenhäuser täglich inspizierender Regierungsarzt sie freigegeben hat. Da die Mehrzahl der Klubmitglieder (hauptsächlich spanische Geschäftsleute und deren Angestellte) aus nicht gelbfieberimmunen Personen besteht und jeder Neuankömmling sich beeilt, einer dieser Gesellschaften beizutreten, hat die Regierung den weitaus größten Teil der Gelbfieberaspiranten (es gibt in Havanna zirka 74 000 fremde Weiße) unter Kontrolle.

Bei verdächtigen Fällen, die in Hospitälern oder in der Privat-
praxis vorkommen, tritt innerhalb weniger Stunden eine zurzeit
aus Guiteras, Agramonte und Albertini bestehende Kommission zusammen, die den Fall untersucht resp. durch Sektion
aufklärt[1]).

Von anderen Hospitälern besuchte ich eine sehr schöne Uni-
versitätsklinik und das allgemeine Krankenhaus; letzteres besteht
aus Baracken und ist sehr umfangreich, steht aber, wie mir Dr.
Guiteras sagte, keineswegs auf der Höhe. Die Leproserie mit
einigen Dutzend Insassen war in einem alten Gebäude untergebracht.

Medizinisch-wissenschaftliche Institutionen.

Abgesehen von dem Laboratorium in Las Animas besuchte ich
das „Staatslaboratorium für Erforschung der Infektionskrankheiten",
ein kleines, aber neues und gut eingerichtetes Institut. Hier
werden auch die täglich in petrolisierten Papiertüten eingelieferten
Ratten auf Pest untersucht. Die Routinearbeiten, wie Milchunter-
suchung usw., werden in einem anderen Staatslaboratorium ausgeführt.

Krankheiten.

Für ein tropisches Land ist Kuba in gesundheitlicher Beziehung
sehr günstig gestellt, denn die jährliche Gesamtmortalität beträgt
weniger als 14 pro 1000 (d. h. nicht einmal so viel, als in den
Vereinigten Staaten mit über 15 pro 1000[2])), und die Anzahl der
dort an „Tropenkrankheiten" Sterbenden ist jetzt geradezu verschwindend gering. Im einzelnen wäre folgendes zu bemerken:

a) Gelbfieber: Das über Kuba schwebende Schreckgespenst
ist das gelbe Fieber; bei der großen Zahl der jetzt vorhandenen
Nichtimmunen könnte es in der Tat furchtbare Verheerungen an-

---

[1]) Als ich Dr. Guiteras aufsuchte, kam er gerade von der Sektion
eines an „Weilscher Krankheit" verstorbenen Kanalarbeiters zurück; er
sagte mir, daß gerade bei solchen die Krankheit häufiger beobachtet würde,
und daß es sich bei diesen Fällen sicher nicht um Gelbfieber handle. Der
Krankenrapport von Kuba für das Jahr 1910 gibt unter „Ictero grave"
17 Todesfälle an.

[2]) Ich benutze hier einige von Guiteras (Sanidad y Beneficencia-
Bulletin, Juni 1912, S. 679) in einer Abwehr gegen nordamerikanische Angriffe
zusammengestellte Zahlen. Laut Jahresrapport betrug die Gesamtmortalität von
Kuba 1909 13,03 und 1910 15,21 pro 1000; die genaue Zahl für 1911 ist mir
nicht bekannt.

richten. Ihm gilt daher die Aufmerksamkeit der Sanitätsbehörden
in erster Linie.

Bekanntlich war durch die Bemühungen der Amerikaner Kuba
und vor allem der berüchtigte Gelbfieberherd Havanna seit 1901
gelbfieberfrei geworden, bis 1905 die Seuche von New-Orleans her
wieder eingeschleppt wurde und sich, einige hundert Opfer fordernd,
bis Ende 1908 hielt; seitdem hat sich das Gelbfieber nicht mehr
festgesetzt, und es gelang, die gelegentlich eingeschleppten Fälle rechtzeitig unschädlich zu machen.

Die Maßregeln, die zur rechtzeitigen Erkennung etwa ein-
geschleppter Fälle dienen, wurden bereits Seite 61—62 erwähnt; der
Erfolg spricht dafür, daß sie funktionieren.

Die von den Amerikanern begonnene Stegomyienbekämpfung
wird fortgesetzt.

In Havanna wurde ich, obschon ich ohne Moskitonetz schlief, nicht von
Mücken belästigt, doch sollen, wie mir Dr. Guiteras sagte, in den Vor-
städten Stegomyien noch zahlreicher vorhanden sein. Meinem Wunsche ent-
sprechend, fand ich Gelegenheit, den durch eine Moskitobrigade von im
ganzen 120 Mann in Havanna alle zehn Tage ausgeübten Hausinspektionen
beizuwohnen. Da die Stadt Wasserleitung besitzt, fällt die schwierige Über-
wachung von Regenwasserreservoirs fort. Bei wem zum zweiten Male Mückenlarven gefunden werden, der muß Strafe zahlen. Erstaunt war ich über die
große Bereitwilligkeit, mit der die Bewohner durchweg die genaue Durchsuchung
nicht nur der Höfe, sondern auch ihrer Zimmer gestatteten; die Inspizierenden
traten aber auch ihrerseits freundlich und höflich auf. Ich hatte den Eindruck,
daß die Mückenbekämpfung in Havanna gut funktioniert.

Wie weit die Stegomyienbekämpfung in den anderen Städten
Kubas und auf dem flachen Lande durchgeführt wird resp. sich überhaupt durchführen läßt, entzieht sich meiner Beurteilung. Man sagte
mir, daß man in den ländlichen Distrikten, wo eine Eindrahtung der
vielen Wasserbehälter zu teuer kommt, sehr gute Erfahrungen
mit dem Einsetzen von kleinen Fischen in die Behälter gemacht
habe, was sich ja auch in Barbados bewährt hat. Die Fische werden
von der Regierung geliefert resp., wenn sie sterben, durch neue
ersetzt.

b) Malaria: Die Malariamortalität der Insel betrug zwischen
1907—1911, fast von Jahr zu Jahr abfallend, 0,451—0,228 pro
Tausend.

Speziell für Havanna kommt Malaria praktisch kaum noch in
Betracht. Auch dieses ist der durch die Amerikaner begonnenen
Mückenvernichtung zu danken; denn während die Malariamortalität

im Jahre 1900 — bevor die Bekämpfung einsetzte — dort zirka
350 Fälle betrug und sich auch vordem in ähnlicher Höhe bewegt
hatte, fiel sie 1901 nach dem Beginn der Maßnahmen auf 151, im
folgenden Jahre auf 90 und später auf 50—40[1]).

c) Pest: Bekanntlich wurde im Sommer 1913 Havanna von
Portoriko aus mit Pest infiziert; wie man mir sagte, wäre die Seuche
in Portoriko nicht rechtzeitig erkannt resp. von dort gemeldet worden.
Die Infektion von Havanna erfolgte ersichtlich durch Schiffs-
ratten, da sie in einigen am Hafen belegenen Häuserblocks mit
einem Rattensterben begann, wovon die Sanitätsbehörde durch eine
anonyme Anzeige Kenntnis erhielt. Als die Behörden daraufhin
eingriffen, war das Rattensterben schon vorüber, aber in den infizierten Quartieren kamen drei Fälle von Menschenpest vor; der
vierte, offenbar zufällig verschleppte, ereignete sich in einem Häuser-
block, dessen Ratten nicht infiziert waren.

Infolge energischer Rattenbekämpfungsmaßregeln (die während
der Zeit meiner Anwesenheit noch fortgesetzt wurden, und zu denen
auch rattenfeste Zementierungen der Magazine gehörten) gelang es,
die Seuche zu beschränken, und es kamen keine weiteren Pestfälle
mehr vor. Die neue Kanalisation ist übrigens in der in Betracht
kommenden Hafengegend bereits fertiggestellt, wodurch die Ratten-
bekämpfung erleichtert wird.

Daß man im Publikum Verständnis für die Maßregeln der
Sanitätsbehörden hat, dürfte daraus hervorgehen, daß die Kauf-
mannschaft nach Beseitigung der Pestgefahr dem bei der Abwehr
beteiligten Sanitätspersonal ein Bankett gab.

d) Andere Krankheiten. An Lungentuberkulose starben 1910 3032 Personen, an Tuberkulose überhaupt 3257[1]).

Dysenterie (und zwar Amöben-, wie bazilläre [Shiga-] Dysenterie) kommt vor, soll aber nicht häufig sein. Der Jahresrapport
von 1910 verzeichnet für die Insel im ganzen 43 Dysenterietodesfälle; unter „Diarrhöe und Enteritis" werden für Individuen

---

[1]) Nach Gorgas (Work of the sanitary Department of Havana. Chi-
cago 1911; Malaria in the Tropics, Journal of the American Medical Association, 5. Mai 1906; Sanitation of the Tropics with special Reference to
Malaria and Yellow Fever, Journal of the American Med. Association, 3. April
1909, S. 1075).

[1]) Nach dem mir vorliegenden Material läßt sich das relative Verhältnis der Tuberkulosesterblichkeit zwischen Weißen und Negern, respektive
Mischlingen, nicht feststellen.

über 2 Jahre 1738, für Kinder unter 2 Jahren 6139 Todesfälle angegeben.

Die Typhusmortalität betrug 1907—1911 zwischen 11 und 16 pro Hunderttausend; daß Havanna eine gute Wasserleitung besitzt, wurde bereits erwähnt.

Ankylostomiasis spielt — nach der in den Rapporten angegebenen verschwindend geringen Anzahl (12 im Jahre 1912) der ihr zugeschriebenen Todesfälle zu urteilen — keine wichtige Rolle für Kuba; wie weit aber ihre Verbreitung systematisch untersucht ist, ist mir nicht bekannt.

Elefantiasis kommt öfter vor, von Filarien wird nur Bancrofti beobachtet. Bilharziose wurde nicht beobachtet.

Beriberi und Pellagra spielen anscheinend keine Rolle; der Jahresrapport 1910 gibt für beide jedenfalls nur je einen Todesfall an: das ist für Beriberi allerdings recht auffällig, da über 10000 Chinesen auf der Insel sind.

Heimreise.

Von Kuba begab ich mich auf dem Seewege direkt nach New York und fuhr von dort mit dem ersten fälligen Dampfer der Hamburg-Amerika-Linie nach Hamburg, wo ich am 29. Oktober eintraf.

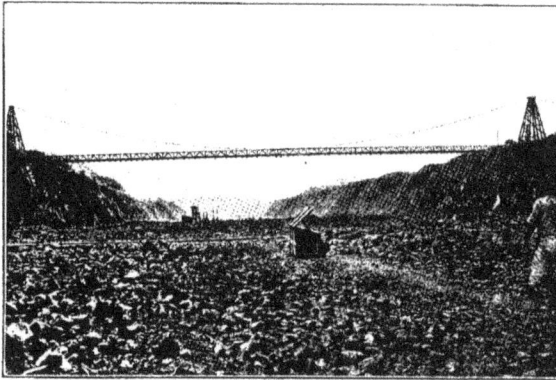

a) Brücke über den „Empire-Cut" (Kanalzone).
(Nach einer käuflichen Photographie.)

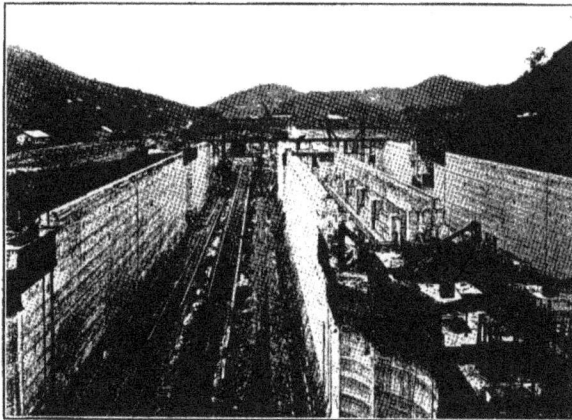

b) Schleuse bei Pedro-Miguel (Kanalzone).
(Nach einer käuflichen Photographie.)

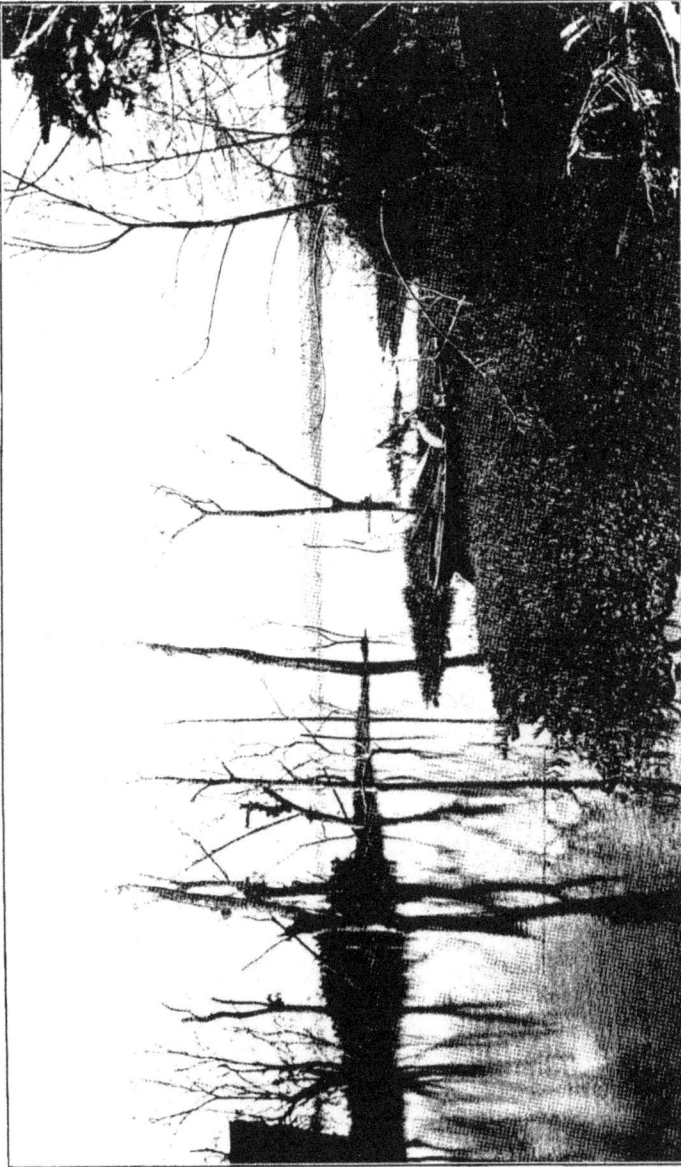

Durch die Stauseen überschwemmtes Waldgebiet. (Nach einer Photographie von Dr. Lutz.

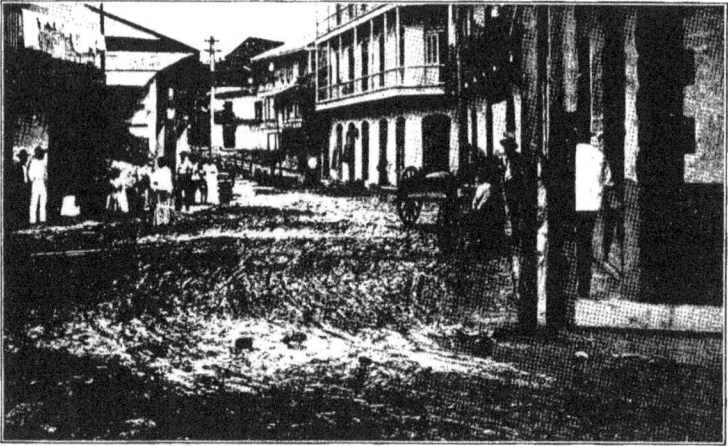

a) Straße von Panama vor der Assanierung durch die Amerikaner.

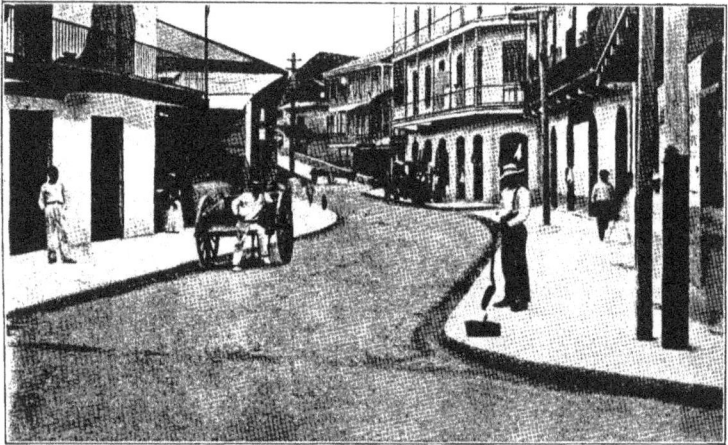

b) Dieselbe Straße nach der Assanierung.
(Reprod. aus dem Annual Report of the Isthmian Canal Commission 1907.)

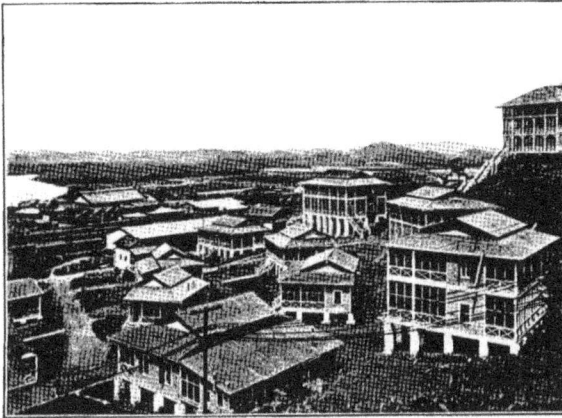

a) Eingedrahtete Häuser in la Boca (Kanalzone).
(Nach einer käuflichen Photographie.)

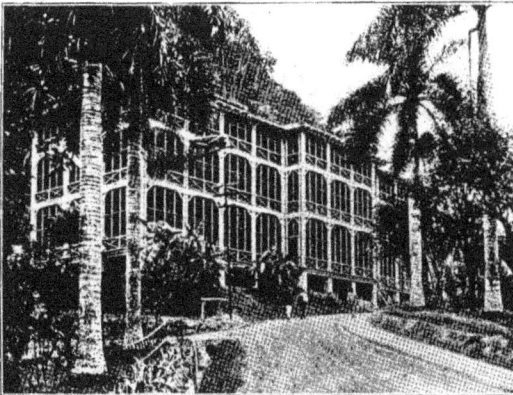

b) Gebäude aus dem Ancon-Hospital mit eingedrahteter Veranda.
(Nach einer käuflichen Photographie.)

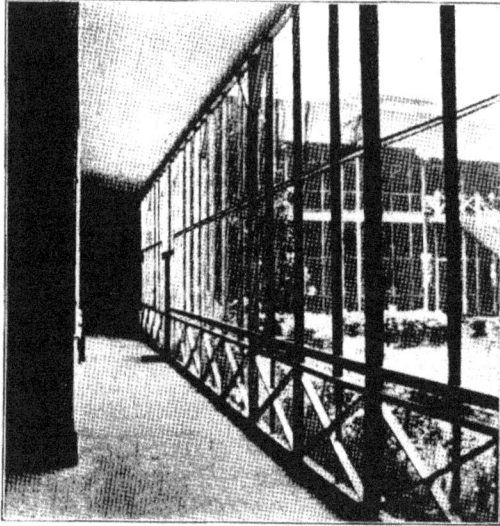

a) Mit Moskitogaze geschützte Veranda von innen. (Ancon-Hospital.)

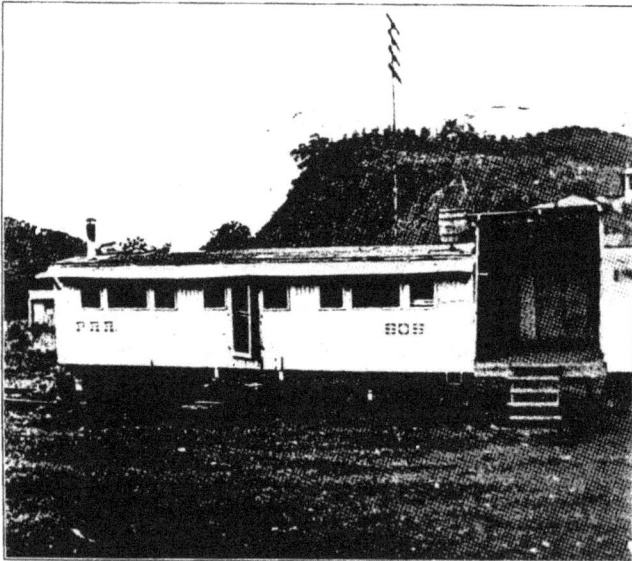

b) Als Arbeiterquartiere eingerichtete moskitogeschützte
Eisenbahnwagen (Kanalzone).

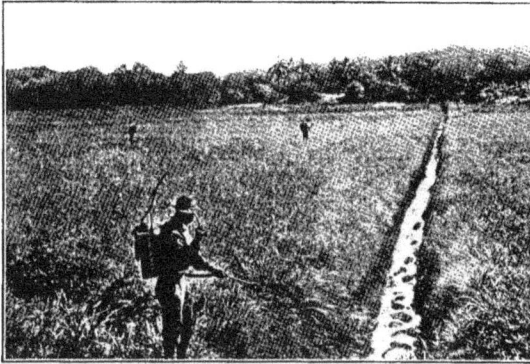

a) Besprengen von Entwässerungsgräben mit Larvizid.
(Nach einer käuflichen Photographie.)

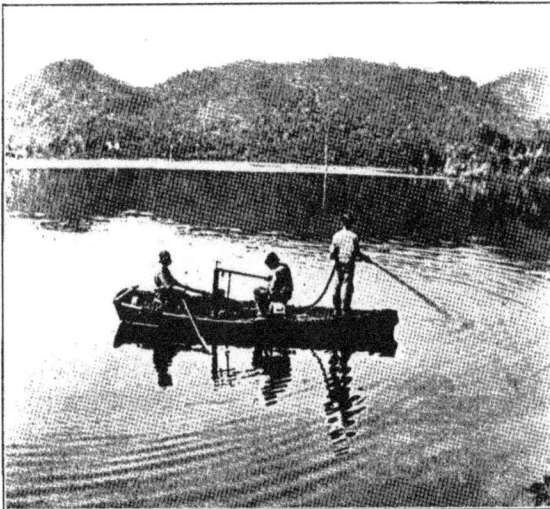

b) Besprengen der Uferzone eines Stausees mit Rohpetroleum
(Reservoir und Spritze sind in das Boot eingebaut).

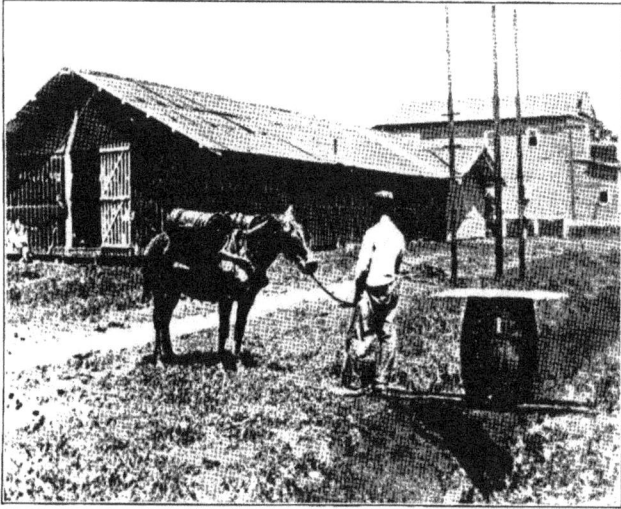

a) Tropfvorrichtung für die automatische Petrolisierung von Entwässerungsgräben, daneben mit Petroleum-Transportgefäßen beladenes Maultier.

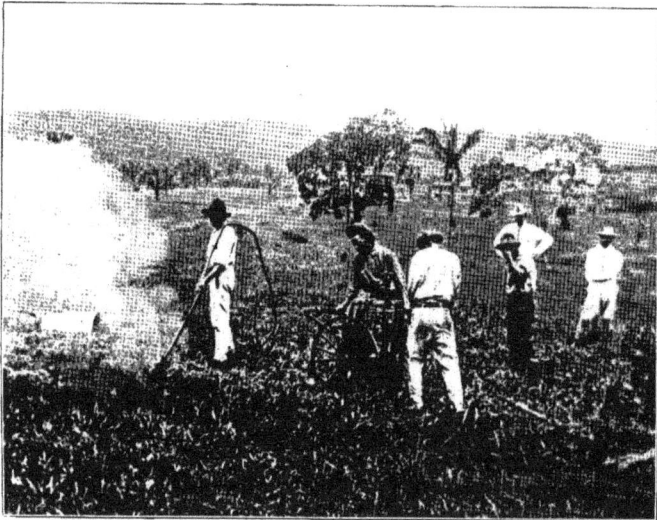

b) Abbrennen der Vegetation der Entwässerungsgräben mit dem Petroleumbrennapparat.

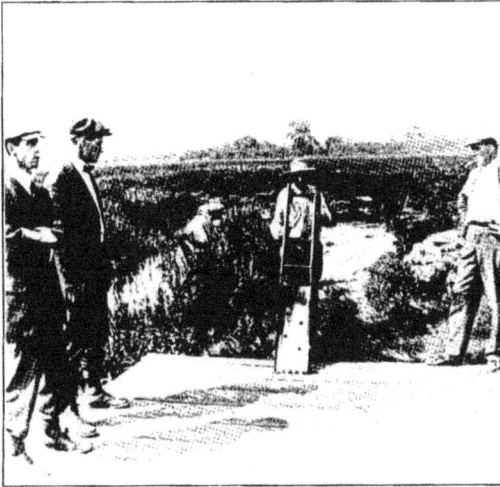

a) Grabschaufel zum Ausheben der Entwässerungsgräben (bei Elisabeth
in New Jersey).

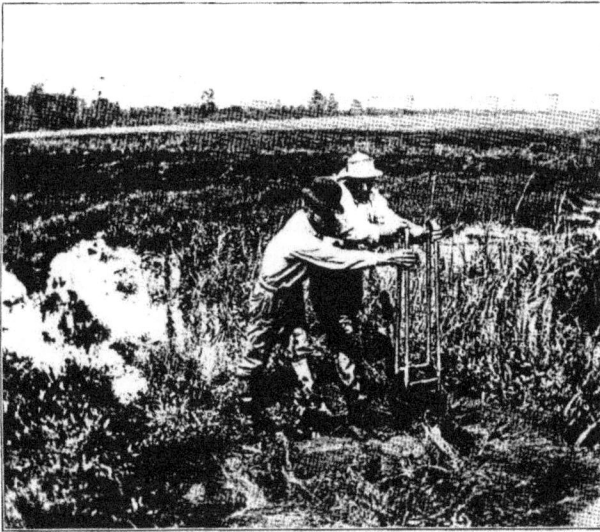

b) Die Grabschaufel in Tätigkeit.

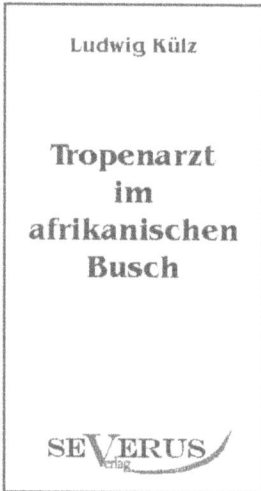

Ludwig Külz
Tropenarzt im afrikanischen Busch
SEVERUS 2010 / 340 S./ 29,50 Euro
ISBN 978-3-942382-48-9

Ludwig Külz

Tropenarzt im afrikanischen Busch

SEVERUS

1902 macht sich der Mediziner Ludwig Külz auf in den Togo, damals deutsche Kolonie, um dort als Tropenarzt zu arbeiten. Von unterwegs schreibt er Briefe, in denen er ausführlich das dortige Leben, die für ihn faszinierende Tier- und Pflanzenwelt sowie die einheimische Bevölkerung beschreibt. Külz scheut sich nicht vor engem Kontakt zu den Togoern, lernt so ihre Kultur und ihre Traditionen zu schätzen. Dennoch unterscheidet er klar zwischen sich und den Afrikanern und spricht von seiner Mission als „Erzieher" der Togoer. Sein Fazit: „Afrika ist das Land der Widersprüche, des Werdens, der Neugestaltung, der inneren und äußeren Gegensätze [...] Es kann keine interessanteren und eigenartigeren Landschaftsbilder geben als die afrikanischen, aber auch die trostlosesten und langweiligsten Einöden sind hier zu finden. Nirgends brennt die Sonne heißer als in Afrika, und nirgends kann man erbärmlicher frieren als hier."

Seine Frau entschied sich, seine Briefe zu veröffentlichen, da er so genau und unvoreingenommen wie kein anderer vor ihm die Situation in der Kolonie Togo beschrieb. Seine Briefe überlieferten neues Wissen über Tropenkrankheiten, das dortige Klima und die Hygiene nach Deutschland und waren darüber hinaus wegweisend im Bezug auf die Definition des Berufs des Tropenarztes.

www.severus-verlag.de

SE VERUS Verlag

Ebenfalls im SEVERUS Verlag erhältlich:

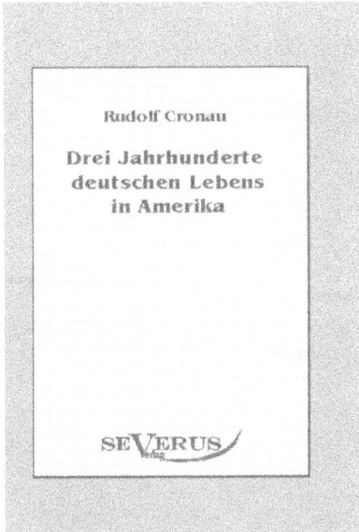

Rudolf Cronau
Drei Jahrhunderte deutschen Lebens in Amerika
SEVERUS 2010 / 640 S. / 59,50 Euro
ISBN 978-3-942382-31-1

Rudolf Cronau hatte einen Traum: Er wünschte sich eine dokumentierte Geschichte des nordamerikanischen Volkes unter Berücksichtigung der Geschichte aller daran beteiligten Völker.

Seinen persönlichen Beitrag hierzu hat der ursprünglich aus Leipzig stammende Maler und Journalist jedenfalls erfolgreich geleistet:
Mit dem vorliegenden Band legt er ein monumentales Werk deutscher Auswanderergeschichte vor. Beginnend mit der Kolonialzeit bis hin zum Anfang des 20. Jahrhunderts skizziert er detailliert die Teilhabe und den Einfluss deutscher Auswanderer sowie ihrer Nachfahren an den unterschiedlichen Aspekten der Entwicklung der nordamerikanischen Kultur.

www.severus-verlag.de

SE**V**ERUS
Verlag

Ebenfalls im SEVERUS Verlag erhältlich:

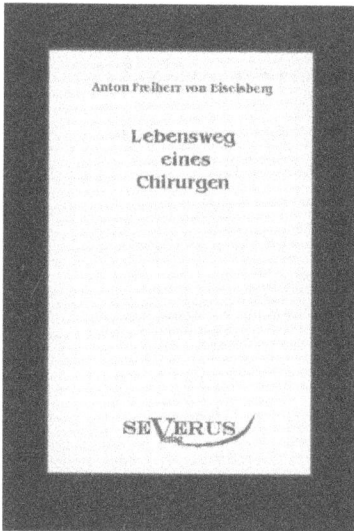

Anton Freiherr von Eiselsberg
Lebensweg eines Chirurgen
SEVERUS 2010 / 580 S. / 39,50 Euro
ISBN 978-3-942382-27-4

Die Memoiren des Anton von Eiselsberg (1860-1939) sind mehr als bloße Autobiographie; vielmehr bieten sie anschauliche Eindrücke der Gesellschaft und der Medizin des frühen 20. Jahrhunderts. Mit viel Liebe zum Detail und einem reichen Vorrat pointierter Anekdoten schildert Eiselsberg seinen eigenen Werdegang, an dessen Ende einer der einflußreichsten Chirurgen Österreichs und einer der Begründer der Unfall- und der Neurochirurgie steht. Diesen unterhaltsamen Passagen stehen allerdings die erschütternden Erfahrungen gegenüber, die Eiselsberg während des 1. Weltkrieges als Frontarzt machen mußte und die ihn nachhaltig prägten. In seiner medizinischen Praxis wie auch in seiner Forschung und Lehre standen immer das Wohl des Patienten und die Minimierung von Leid im Vordergrund; Ziele, für die Eiselsberg auch bereit war, unkonventionelle Wege zu gehen und so neue medizinische Standards zu setzen.